常见病名医解惑丛书·西苑医院系列

名医解惑
亚健康疲劳症

唐旭东　　总主编
陈志伟　　主　编

中国科学技术出版社
·北　京·

图书在版编目（CIP）数据

名医解惑 亚健康疲劳症 / 陈志伟主编 . —北京：中国
科学技术出版社，2016.1

（常见病名医解惑丛书 . 西苑医院系列）

ISBN 978-7-5046-6906-3

I. ①名…　II. ①陈…　III. ①疲劳（生理）—防治
IV. ① R161

中国版本图书馆 CIP 数据核字 (2015) 第 242305 号

策划编辑	张　楠	
责任编辑	张　楠	
责任校对	何士如	
责任印制	张建农	
装帧设计	中文天地	

出　　版	中国科学技术出版社	
发　　行	科学普及出版社发行部	
地　　址	北京市海淀区中关村南大街16号	
邮　　编	100081	
发行电话	010-62103130	
传　　真	010-62179148	
网　　址	http://www.cspbooks.com.cn	

开　　本	787mm×1092mm　1/16	
字　　数	80千字	
印　　张	6	
版　　次	2016年3月第1版	
印　　次	2016年3月第1次印刷	
印　　刷	北京玥实印刷有限公司	
书　　号	ISBN 978-7-5046-6906-3 / R·1852	
定　　价	20.00元	

总 序

中国中医科学院西苑医院专病门诊由来已久。专病门诊的设立帮助患者减少就医的盲目性，帮助中青年医生稳定临床方向、提高临床疗效。通过专病门诊的建设，一批中青年名医脱颖而出，成为临床有疗效、患者能信任的专家群体。他们在专病门诊悉心解答患者疑惑，讲解中医科普知识，指导患者形成正确的疾病观、治疗观，使其配合医生积极治疗，获得了患者的广泛欢迎和赞誉。

《常见病名医解惑丛书》的作者均来自于西苑医院中青年名中医为主的专家群体，他们将专病门诊中需要患者掌握的疾病防治知识、注意事项、治病小窍门等整理成册，简明扼要，精练适用，凝聚了专家的心血以及宝贵医患沟通与健康教育的经验。建议读者阅读时，不必拘泥于从头至尾的顺序阅读，可以根据自己的兴趣与需要，选择相关内容先后阅读，必要时做些笔记，使自己也成为慢病防治的行家里手。

本丛书的出版得到中国中医科学院西苑医院和中国科学技术出版社的大力支持。西苑医院唐旭东院长始终如一关心专科门诊的建设与中青年医师的成长，亲任丛书总主编；西苑医院医务处的杜佳楠、杨怡坤等多位同志也为本书的出版做出了贡献。中国科学技术出版社张楠编审及其他编辑悉心指导专家撰写科普著作，不厌其烦地进行修改润色，使本丛书得以顺利出版发行。

　　由于本丛书作者众多，科普著作之撰写比专业著作更难、要求更高，在措辞、语言通俗性方面难免会有不足。医学发展日新月异，本丛书的编写是专家在繁忙的临床、科研、教学工作之余完成，历时 3 年有余，数易其稿，疏落之处仍属难免，敬请广大读者提出宝贵意见以利今后改进提高。

中国中医科学院西苑医院

2015年7月18日

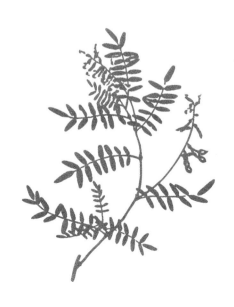

前 言

世界卫生组织指出，健康不仅仅是没有疾病和不虚弱，而且是身体上、心理上和社会适应能力上三方面的完美结合。近年来随着经济的快速发展，社会竞争的日益激烈，工作和劳动强度的加大，来自生活、工作和学习上的压力越来越大，社会上有越来越多的人群，尤其是青壮年人，身体处于健康与疾病之间的一种状态。国内学者提出这种非健康非疾病的中间状态，称为亚健康状态。在我国，据有关方面的调查，处于这种状态的人数多达 7 亿。目前现代医学对其研究仍停留在探索阶段。

亚健康人群的临床表现涉及多个系统，范围很广，包含躯体症状和精神症状，临床表现不一。疲劳是亚健康人群中最主要的症状。

本书作者从事亚健康疲劳症的中医药临床研究十余年，接触了大量的求医患者，很多患者虽在院外进行了各种现代医学的检测，仍感茫然，担心已患重症。为满足广大读者的要求，解除亚健康疲劳症人群的疑惑，作者特编写此书。

书中就亚健康疲劳症的认识方面进行了系统的阐述，主要内容包括：亚健康疲劳症与慢性疲劳综合征之间的联系和区别，从中医药角度如何进行调理，如何进行自我防治。书中对亚健康疲劳症的早期表现及病情发展的各个阶段都做了详细的介绍，有利于亚健康人群正确了解自己的病情，做到心中有数，避免轻信误导，走入歪路，既耽误治疗时机、浪费钱财，亦加重身心伤害。

遵循中医"治未病"的思想，书中对亚健康疲劳症患者提出的健康五大基石为：合理膳食、适量运动、戒烟限酒、心理平衡、科学睡眠，这不仅对亚健康疲劳症人群调理有利，而且对健康人群的预防都有实际意义。

作者希望通过本书，提供给大众读者有价值的、通俗易懂的健康知识，从而为增强大众健康意识、提高人民健康水平尽绵薄之力。

因时间仓促、水平有限，书中内容难免有错误和不足之处，希望广大读者批评指正。

陈志伟

2015 年 10 月

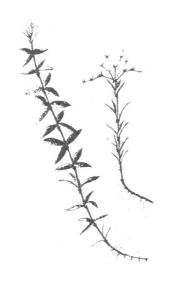

目　录

第五章　中重度亚健康疲劳症的中药治疗

第六章　亚健康疲劳症相兼症状

睡眠异常

情绪障碍

大便异常

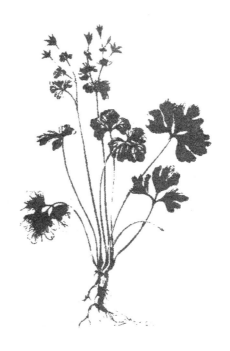

请为健康预留5分钟

随着现代科技的不断发展以及医学知识的普及，很多人在网上一搜索就可以了解到很多有关亚健康疲劳症的知识，于是便开始给自己下诊断，甚至为确诊跑遍各大医院、各个科室，最终都没有得到一个满意的答案，因此也未得到有效的治疗，最后疲劳症越来越重，身心疲惫，精力越来越差……

随着医学知识的进步，对亚健康疲劳症有了新的认识，再也不是随便吃点保健品、出去按按摩就可以去除疲劳……

本书对亚健康疲劳症的相关知识做了较为仔细的介绍，通俗易懂，便于操作，希望对患者能有所帮助。

阅读本书之前，读者可以先用 5 分钟的时间做个简单的自我测试。评分标准为：每题，是：1 分；否：0 分。

躯体疲劳

有过被疲劳困扰的经历吗？　　　是□　否□

是否需要更多的休息？　　　是□　否□

常感觉犯困或昏昏欲睡吗？　　　是□　否□

做事情时是否感到费劲？　　　是□　否□

做事情时并不感到费劲，但当需要长期坚持时是否感到力不从心？
是□　否□

感到体力不够吗?　　　　是□　否□

感到肌肉力量比以前小吗?　　　是□　否□

感到虚弱吗?　　是□　否□

脑力疲劳

集中注意力有困难吗?　　　是□　否□

思考问题时头脑像往常一样清晰、敏捷吗?　　　是□　否□

讲话时出现过口齿不利落吗?　　　是□　否□

讲话时有找到一个合适的字眼很困难的情况吗?　　　是□　否□

现在的记忆力像往常一样强吗?　　　是□　否□

还喜欢做过去喜欢做的事情吗?　　　是□　否□

得分	病程分类	本书相关章节
0～5	属于亚健康疲劳症的高危人群,但尚未患有亚健康疲劳症	欲了解亚健康疲劳症的详细情况,请阅读第一章
0～5	属于亚健康疲劳症的高危人群,但尚未患有亚健康疲劳症	欲了解如何远离亚健康疲劳症,请阅读第二章
>5	非常遗憾您已经患有亚健康疲劳症	欲了解去医院就诊前的有关知识,请阅读第三章
5～10	您的亚健康疲劳症尚处于早期或轻度	欲了解如何治疗及有关注意事项,请阅读第四章
>10	您的亚健康疲劳症处于中、重度	欲了解如何治疗及有关注意事项,请阅读第五章
	亚健康疲劳症患者除了感觉疲劳,还会有一些常见的其他症状	欲了解亚健康疲劳症的常见相关症状,请阅读第六章
	即使得了亚健康疲劳症,也不要惊慌,其实有很多和您有着同样经历的人们也正在跟亚健康疲劳症魔顽强斗争	欲了解其他病友的经历,请阅读第七章

第一章
认识亚健康疲劳症

引言　　　　您是否有这样的情况：每天都感觉特别累，总觉得休息不够、无精打采的，睡醒了也老感觉四肢无力，干什么事情都觉得像是无法胜任，同事和朋友都说像变了个人似的，特别颓废——这或许就是亚健康疲劳症的表现。本章将为您揭开亚健康疲劳症的神秘面纱。通过阅读本章您可以了解亚健康疲劳症的相关概况、分类、病因及患病情况等。

1 总感觉累，这是病吗？

总感觉累，精力不足，体力不足，休息不够，这些都是疲劳的常见表现，一般的生理性疲劳，经休息后是可以缓解的，如果您的疲劳在充分休息后仍难以缓解，那么您可能已经是亚健康疲劳症了。

亚健康疲劳症是一种以疲劳为主要表现的亚健康状态，这种状态必

3

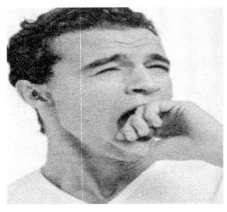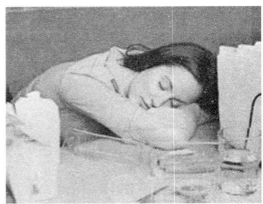

须是在排除了各种器质性病变后才能建立的诊断，因此您必须先排除各脏器的病变。如果各种检查都没有异常，那么您就有亚健康疲劳症了。

2 什么是疲劳？

疲劳是指因为过度劳累（体力或脑力劳动）而引起的一种劳动能力下降的现象，表现为对活动（体力或脑力的）感到厌恶，难以继续进行这些活动。其产生因素是多方面的，如劳动强度过大、持续工作时间过长、精神过度紧张、工作单调、睡眠不足、消极的工作情绪、不良的工作环境、操作频率过快等。

3 疲劳可以分为几类？

根据疲劳的基本表现不同，疲劳可以分为躯体疲劳和脑力疲劳。①躯体疲劳，又称为体力疲劳，是由于各种原因引起的躯体倦怠、周身或四肢无力，表现为机体的功能活动减退或下降、不能完成预定的任务，甚至不同程度地影响日常工作及生活。②脑力疲劳，是由于心理负荷过重、脑力过度、精神高度集中等各种因素引起的脑部精力不够，表现为头脑昏沉、注意力难以集中、记忆力下降、工作效率降低、反应迟钝、不能胜任本职工作等。

根据引起疲劳的原因不同，疲劳可以分为生理性疲劳和病理性疲劳。①生理性疲劳，是由于代谢产物过量积累或组织损伤，降低了继续活动的工作效率，但只需经过一定时间休息，不适感就可以完全消失。②病理性疲劳，是指由于疾病原因出现的疲劳，如毒素和化学物的作用，贫血、缺氧、糖代谢障碍、水和电解质代谢紊乱、代谢性酸中毒、营养不良等。产生病理性疲劳的病因很多，主要包括微生物引起的传染性疾病，物理、化学性的职业性疾病，营养缺乏病、新陈代谢病、变态反应性疾病、结缔组织疾病及各系统各部位恶性肿瘤等。

 疲劳是怎么产生的？

产生疲劳的机制是综合性的，主要与神经调节、代谢的失调、代谢废物的堆积等因素相关。

（1）疲劳和大脑保护性抑制密切相关　无论体力疲劳还是脑力疲劳，都是大脑皮层保护性抑制的结果。大脑皮层在高强度工作或长时间工作过程中处于一种高度兴奋的状态，脑细胞工作强度比安静休息时明显增加，使大脑皮层细胞工作能力下降。为了防止脑细胞的进一步耗损，大脑皮层由兴奋转为抑制，这种抑制即为保护性抑制。

（2）疲劳和人的代谢失衡密切相关　由于某些代谢产物在组织中堆积，导致机体代谢失衡，使机体产生疲劳感。肌肉组织的疲劳感是由于乳酸堆积直接或间接地引起肌肉机能下降，导致肌肉产生酸胀、乏力的感觉，反馈到大脑产生疲劳感。机体其他组织代谢产生的一些其他废物，例如水、二氧化碳，如果不能及时通过细胞的代谢进行排泄，并通过血液循环排出体外，在体内积聚就会导致身体内环境的紊乱以及细胞、组织代谢失调，也会反馈到大脑，产生疲劳感。

（3）疲劳和人的内环境紊乱密切相关　相对稳定的内环境是人维持新陈代谢的基础，超过人体机能的劳动（无论体力还是脑力）会引起人体内环境的紊乱，使人产生疲劳感。人体 pH 值的下降、水盐代谢的紊乱、血浆渗透压的改变等因素都会导致内环境紊乱，从而使人产生疲劳。

（4）疲劳和体内能量物质过少密切相关　体内能源物质的耗尽是身体产生疲劳的原因之一。糖是运动时的重要能源，人体肌糖原的含量是300~400 克，肌糖原被大量消耗时运动强度就会下降，这是长时间运动性疲劳的重要原因。

 ## 中医对疲劳是怎么认识的？

中医认为情志失调、劳逸失常或感受外邪及饮食不节等，导致肝气郁结、气机失调、脾胃运化失常、气血耗伤或生化不足。气虚者，阳亦渐衰；血虚者，阴亦不足。阳损日久，累及于阴；阴虚日久，累及于阳，最后出现气血阴阳及脏腑功能的不足和失调，出现疲劳的症状。

 ## 什么是健康？

联合国世界卫生组织对健康的定义是：健康不但没有身体疾患，而且有完整的生理、心理状态和社会适应能力。健康包括身体健康与心理健康两个方面。一个人在身体上和心理上都健康才称得上是真正的健康。

健康的含义应包括以下几点：①身体各器官发育正常，功能健康，没有疾病；②对疾病有一定的抵抗力，并能适应各种环境，能经受各种自然环境的考验；③精力充沛，能经常保持清醒的头脑，对工作和学习都能保持较高的效率；④意志坚定，情绪正常，精神愉快（这虽和品性修养有关，但身体是否健康，对它也有很大的影响），经常保持稳定、乐观的良好情绪。

7 什么是亚健康状态?

亚健康是指人体处于健康和疾病之间的一种中间状态。处于亚健康状态的人，不能达到健康的标准，主要表现为一定时间内的活力降低、功能和适应能力减退的症状，但又不符合现代医学有关疾病的临床或亚临床诊断标准。

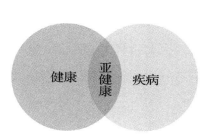

亚健康的诊断应满足以下要求：如果存在目前医学上不能解释的症状表现，主要是主观的不适感，已经排除各种疾病，且持续 3 个月或以上者，可以判定为亚健康状态。

8 亚健康疲劳症有哪几种类型?

亚健康疲劳症常分为三类：①体力疲劳，多因过度的体力劳动或体育运动所引起，表现为肌肉的虚弱无力感，全身体能下降，活动量明显减少，对工作、学习及生活活动影响较大。②脑力疲劳，常见于白领、IT 界人士等脑力劳动者，由于过度的用脑行为造成大脑血氧供应不足，是直接导致人体亚健康状态不可忽视的因素，常表现为大脑不清醒、注意力不集中、记忆力下降、失眠多梦等。③心理疲劳，由于长期超负荷的精神压力而造成，常表现为心神不宁、情绪不易控制、焦虑或者抑郁。

9 有了哪些不适就要考虑是亚健康了?

（1）精力难集中　记忆力减退，开始频繁忘记熟人的名字，或看到某人就是无法想起他的名字。计算能力越来越差，几乎不用计算器就无法得出结果。想做事时，总是不明原因地就走神，脑子里想东想西，精神难以集中。集中精力的能力越来越差。

（2）**睡眠不佳**　睡觉时间越来越短，或醒来也不能解乏，总做梦，或者早醒，或者总是感觉难以入睡。

（3）**情绪异常**　做事经常后悔，情绪易怒、烦躁或悲观，难以控制自己的情绪变化。看什么都不顺眼，烦躁，动辄发火。处于敏感紧张状态，惧怕并回避某人、某地、某物或某事。

 什么是亚健康疲劳症？

疲劳是亚健康中最主要的临床症状之一，是亚健康患者中最多见的症状。亚健康临床表现的多变性和复杂性给临床研究和治疗带来了很大的困难，为了便于研究亚健康，笔者选取亚健康最主要临床症状——疲劳作为研究的对象，将疲劳的时间限定为 3 个月，提出了亚健康疲劳症的概念。我们把劳动过程中人体各系统、器官、全身生理功能及作业能力出现明显下降的状态称为疲劳，多作为人体的一种正常生理反应，起到防止"机体"过劳的预警作用，一般经过充足的休息就可以恢复充沛精力。但是过度疲劳的长期积蓄，使人的精力即使在休息后也不能缓解，久而久之就会发展为慢性的病理状态，这种状态就是亚健康疲劳症。

 疲劳就一定是亚健康疲劳症吗？

我们把劳动过程中人体各系统、器官、全身生理功能及作业能力出现明显下降的状态称为疲劳，多作为人体的一种正常生理反应，起到防止"机体"过劳的预警作用，一般经过充足的休息就可以恢复充沛精力。但是过度疲劳的长期积蓄，使人的精力即使在休息后也不能缓解，久而久之就会发展为慢性的病理状态，这种状态就是亚健康疲劳症。

 "过劳死"与亚健康疲劳症有什么关系？

　　我们经常会从新闻媒体中得知有些明星、某个业内精英、一些企业员工"猝死"的消息，这里的"猝死"就是传说中的"过劳死"。那么"过劳死"与亚健康疲劳症有什么关系呢？简单来说，亚健康疲劳症就是引发"过劳死"的危险信号。当人们工作时间过长、劳动强度过重、心理及精神压力过大时，会出现精疲力竭的亚健康状态，这种状态就是亚健康疲劳症。若不予以重视，则会致使疲劳症状积重难返，诱导身体潜在疾病的急性恶化，往往救治不及而引发"过劳死"。近些年"过劳死"已成为一种普遍的社会现象，发病率直线上升，并呈现年轻化的趋势。因此，必须尽早发现"过劳死"释放的危险信号，并进行早期的干预和治疗，才能赢得效率，为生命添彩。

13　什么是慢性疲劳综合征？

　　以慢性疲劳为主要表现的疾病，统称为慢性疲劳综合征。这类疾病具有明显的发作期限，不是长期疲劳造成的结果，表现为短期的注意力不集中、记忆力下降、咽痛、颈部及腋下淋巴结肿痛、肌肉疼痛、没有红肿的多关节疼痛等症状。

　　慢性疲劳综合征的诊断依据如下：

　　（1）**主要标准**　①持久或反复发作的疲劳，持续在 6 个月以上；②根据病史、体征或实验室检查结果，可以排除引起慢性疲劳的各种器质性疾病。

　　（2）**症状标准**　① 体力或心理负荷过重引起不易解除的疲劳；

② 没有明确原因的肌肉无力；③ 失眠症状普遍存在，或有多梦和早醒；④ 头胀、头昏或头痛；⑤ 注意力不易集中，记忆力减退；⑥ 食欲不振；⑦ 肩背部不适、胸部有紧缩感，或有腰背痛、不定位的肌痛和关节痛，无明确的风湿或外伤史；⑧ 心情抑郁、焦虑或紧张、恐惧；⑨ 兴趣减退或丧失；⑩ 性功能减退；⑪ 低热；⑫ 咽干、咽痛或喉部有紧缩感。

（3）体征标准 ①低热，口表小于 38℃，肛表小于 38.6℃；②咽部充血，但无明确扁桃体炎症；③可触及小于 2 厘米的颈部淋巴结肿大或压痛；④未发现其他引起疲劳的疾病体征。

同时具有主要标准中的 2 项、症状标准中的 6 项和体征标准中的 2 项，或累计具有单纯症状标准 8 项以上的就可以确诊为慢性疲劳综合征。

亚健康疲劳症与慢性疲劳综合征的区别？

亚健康疲劳症是一种亚健康状态，是临床疾病的前期，也是疾病的先兆，通常来说指人们还没有患病，但已具有不同程度的各种患病的危险因素，具有发生某种疾病的高危倾向。在这类人群普遍存在着接近疾病水平的高负荷（体力和心理）、高血压、高血脂、高血糖、高血黏（血液黏稠度）、高体重以及免疫功能偏低等情况。而慢性疲劳综合征是一类以慢性疲劳为主要表现的疾病的统称，亚健康疲劳症的人群具有患慢性疲劳综合征所包含疾病的高危因素。

亚健康疲劳症患者人数多吗？

（1）亚健康人群竟然有这么多 WHO 的一项全球性调查表明，真正健康的人仅占 5%，患有疾病的人占 20%，而 75% 的人处于亚健康状态。在我国，据有关方面的调查，处于亚健康的人数已超过 7 亿，占全国总人口的 60%～70%。中青年人是亚健康的高发人群，比例接近50%。

（2）**女性比男性更容易疲劳**　据调查，女性亚健康状态发生率明显高于男性。31～50 岁是亚健康状态的高发年龄，性格内向者亚健康状态的发生率明显高于性格外向者，教师、学员、医务工作者、编辑、工程师、技术员等从事脑力劳动较多的人数发生率明显高于其他人员。

16　亚健康疲劳症最青睐哪些人？

由于工作生活环境、职业、年龄等良好的条件，使得部分人群成为了亚健康疲劳症最青睐的对象。让我们看看这里有你吗！

（1）**教师**　教师是我国亚健康疲劳症的高发人群，其健康状况让人忧虑。据报道教师亚健康疲劳症的发生率为 63.62%。在教师亚健康疲劳症人群中，轻度心身失调的为 33.87%，"潜临床"状态的为 53.04%，"前临床"状态的为 13.10%。

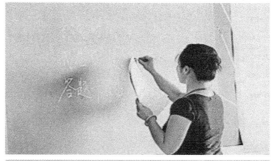

（2）**医护工作者**　据调查医护人员中具有亚健康症状的人为 76.76%，这一数字让人触目惊心。医护工作者由于长期处于医疗的第一线，突发情况较多，精神压力大，还经常为夜班劳累，身心长期处于疲劳状态，使得亚健康疲劳症易袭。另外，国内的医患关系紧张，

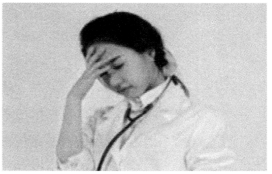

纷繁的医患关系、警惕的心理等，也是他们身处亚健康而不自知的重要原因。

（3）**明星阶层** 明星是世界上最忙的人之一。明星阶层虽然星光四射，但由于长期的劳累生活，他们也是亚健康疲劳症最青睐的人之一。原因有以下几点：第一，生活无规律。明星们经常工作昼夜颠倒，长时间熬夜，饮食不规律。第二，长时间旅途劳顿。明星们经常四处飞来飞去，倒时差，适应不同的环境，长期下去难免影响身体健康。第三，不良嗜好和节食减肥。为了保持良好的体型，减肥是明星们的必修课之一，长期减肥会导致内分泌紊乱而出现各种临床情况。另外，大多明星们为了保持较高的创作表演能力，烟酒长与其相伴，这大大损害了其健康。

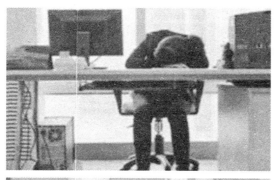

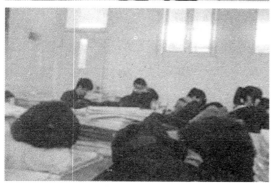

（4）**办公室白领阶层** 白领阶层由于长时间加班、工作压力巨大、生活无规律、缺乏体育锻炼等原因，常常处于身体和心理的双重疲劳下，处于亚健康疲劳症中而不自知。

（5）**学生** 亚健康状态在中学生、大学生中也广泛存在。据调查，中学生亚健康状态症状表现相当普遍，64.42％的学生认为自己处于亚健康状态。另一项调查结果显示：大学生中健康者占37.65％、亚健康者占62.44％。

17 亚健康疲劳症从何而来?

（1）**不良的精神心理** 目前社会竞争越来越激烈，人们所处的社会压力越来越大。过度的精神紧张与过高的压力负荷会对人体的生理和精神状况产生不良影响，最终导致亚健康状态。另外，不良性格对健康的危害也是多方面的，容易引起多种身心失调症状，导致亚健康。

（2）**日益严重的环境问题** 各种环境污染如空气、辐射、噪声、微波、水质污染，以及气候恶劣如太阳黑子辐射、厄尔尼诺现象、全球气候变暖等，都对人体各系统平衡造成了一定的影响。交通拥挤、住房紧张、办公条件差，使人们生活工作的物理空间过于狭窄，造成心理压力和心理负担过重，容易出现亚健康状态。

（3）**体力活动少** 现代人出行有汽车，上楼有电梯，工作有电脑，日常家务也有家用电器代劳。工作时长时间站立或久坐，休息时又很难保证体育锻炼。日常生活中运动量的不断减少，直接导致了身体素质的不断下降。

（4）**不良饮食习惯** 当今社会，物质条件不断提高，人们吃的可谓越来越精细。丰富的食物供应，带来的不只是好处，选择不当反而危害健康。不良的饮食习惯，在日常生活中可谓比比皆是，饮食不洁与不节、烟酒无忌、不适当的减肥策略、盲目进补等，一点一点危害着我们的健康。

（5）**生活不规律** 现代人大多工作繁忙，起居无规律，作息不正常已经成为常态。殊不知，与自然规律的相悖，对健康的危害要比我们想象的大得多。长期熬夜，靠周末补觉，这些都是很严重的健康误区。

（6）**内分泌失调** 有研究显示，亚健康状态的病理生理基础是微循环障碍。躯体和心理应激均能从下丘脑－垂体－性腺（HPG）轴多水平抑制或损害生殖内分泌功能，尤其是女性生殖内分泌功能，从而导致微循环障碍，进而引发亚健康疲劳症。

18 亚健康疲劳症会"传染"给其他人吗？

亚健康疲劳症是可以"传染"的。当你疲劳时，就会产生不良的情绪，这种不良的情绪会通过不同的方式进行宣泄，例如：发脾气、发牢骚、生闷气等就是比较常见的宣泄方式。不良的情绪会影响其他人，周围的人可能会因为你的情绪变化而产生相同的变化，我们将其称为情绪传染。正常的偶发情绪的宣泄不会对周围的人群产生太大的不良影响，但如果持续的不良情绪就会造成持续的传染，从而让别人也像你一样身患疲劳。

19 亚健康疲劳症会遗传给下一代吗？

亚健康状态的发生与个体的遗传因素等密切相关。据国外资料报道，通过对 146 名女性双胞胎的研究认为，亚健康状态的发生具有家庭聚集性。但这些都是临床观察的总结，可能与相同人群的生活环境及生活习惯相关。尚未发现与疲劳发生相关的基因。

20 哪种体质的人更容易疲劳？

亚健康疲劳症患者中以偏虚体质为多。偏虚质指气血阴阳有不足倾向的人，可以简单归纳为气虚、血虚、阴虚、阳虚。

气虚表现为：头晕目眩，少气懒言，神疲乏力、自汗等。

血虚表现为：面色淡白，头晕眼花，两目干涩，心悸多梦，健忘神疲，手足麻木及妇女月经量少、色淡、延期或闭经等。

阴虚表现为：形体消瘦，口舌干燥，五心烦热，潮热盗汗等。

阳虚表现为：面色白，畏寒肢冷，口淡不渴，气短乏力，大便溏薄等。

结合中医脏腑辨证来看，亚健康疲劳症患者以肝郁脾虚、脾虚湿盛、心脾两虚、肝肾两虚四种证型为主。

肝郁脾虚表现为：两胁作痛，头痛目眩，口燥咽干，神疲食少或月经不调，乳房胀痛等。

脾虚湿盛表现为：腹胀纳呆，口黏不渴，便溏不爽，肢体困倦，甚或浮肿等。

心脾两虚表现为：面色萎黄，头晕心悸，神疲食少，腹胀便溏等。

肝肾两虚表现为：失眠多梦，健忘头晕，腰膝酸软，遗精，月经量少等。

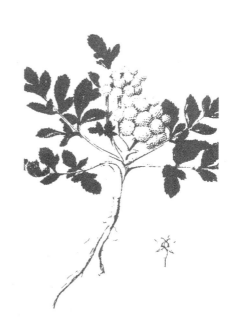

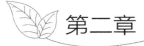

第二章
亚健康疲劳症的预防措施

引言　　本章的主题是一些有关预防亚健康疲劳症的日常措施，主要介绍如何通过建立适宜的饮食、运动、生活习惯等，合理有效地预防亚健康疲劳症的发生。

1 亚健康疲劳症可以预防吗？

任何疾病只要提前预防都是可以战胜的，亚健康疲劳症也是一样，它并没有什么可怕的，是可以预防控制并最终改善，可以将它彻底地从我们的生活中赶出去。《内经》中说："正气存内，邪不可干。"若人体身心与外界自然社会环境相互协调处于平衡中，即"阴平阳秘"，人就是健康的，叫作"平人"。人得病主要在于正气不足，抵抗力不足，不能有效地防御邪气，即受到内外因素的影响后不能很好地调节。在不良因素的影响下身心失去平衡，通过采取一系列积极主动的、科学合理的措施，对生活状态进行调节，以达到新的动态平衡，最终提高生存质量，让我们的身体健康、心情愉悦，达到"吃得饱睡得香"，就可以有效地预防亚健康。

 应从哪些方面着手预防亚健康疲劳症？

关于健康的定义，在本书第 6 页已有讲解。那么，要想成为一个健康的人，应该从哪些方面着手呢？

第一，积极了解身体和周围的环境变化，学习一些医学知识和常识，对健康会有很大的帮助。

第二，心理调节。一颗强大的心，会帮助我们更好地走过生活中的沟沟坎坎，走上幸福之路。

第三，饮食调节。一年四季，每天早中晚，时时不同，人体也随之变化。饮食是后天之本，吃不好吃不香，身体就会垮。定时定量，有节制、营养全面、选择适合自己身体和口味的饮食，才能很好地滋养身体。

第四，良好的睡眠可以快速消除疲劳，恢复体力，对健康非常重要。合理安排作息时间，舒适的环境，正确的睡眠习惯，都可以让我们神清气爽。

第五，生命在于运动，适度的运动可以舒畅情志，放松心情，舒展筋骨，流通气血，更能锻炼身体，增强体质。散步、慢跑、瑜伽、八段锦等，都是老少皆宜的运动形式。

第六，娱乐活动也是生活中的重要部分。孩子们都是从玩开始学习和认识我们的世界的。听音乐、垂钓、放风筝、下棋、书法绘画、旅游等，一些业余爱好不但不会让我们玩物丧志，还会让我们的生活多姿多彩。

第七，一些不好的嗜好，像蛀虫一样一点一点地侵袭我们的健康，如烟酒嗜好是要不得的。通过一些中医的针灸推拿按摩和一些物理疗法，可以帮助我们改善身体状态，击退病魔，改掉不良习惯。

预防亚健康的基本原则是什么？

预防亚健康要从饮食、起居、情志等方面进行预防。《素问·上古天真论篇》："上古之人，其知道者，法于阴阳，和于术数，食饮有节，起居有常，不妄作劳，故能形与神俱，而尽终其天年，度百岁乃去。"这段话是古人养生的经验总结，它告诉我们：吃东西要有节制，定时定量，要能管住嘴，即我们常说的"营养够用、品种丰富"；起居方面，要有规律，定时睡觉起床，不可太晚睡太晚起；也不可太过操劳，工作太过劳累又不能适当的休息，长期下去就会影响到身体健康，须劳逸结合。情志方面，《素问·举痛论》也说"喜则气缓"，由此可见，欢喜的心理状态、高兴的心情，能使气机通利，有助于健康。

 对亚健康疲劳症认识上有哪些常见误区？

误区 1 对亚健康疲劳症过度恐慌

对于亚健康不必过度的恐惧或恐慌。亚健康是一种介于健康与疾病之间的中间状态，并不是什么可怕的不治之症，是常见健康问题，是可以治疗和预防的。

误区 2 得了亚健康疲劳症就要长期休假以缓解疲劳

对于亚健康的人来说，适当的多休息，避免体力劳动，短期休假对身体心理恢复是有好处的。但是长期的休息，减少外出活动，减少与外界交流，使身体缺乏锻炼，待在家里而心里烦闷，造成身心功能的退化，反而不好。

误区 3 亚健康疲劳症需要长期服药

亚健康疲劳症患者多数不需要长期服药，早期可以在医生的指导下适当运用药物对身心进行调节，这对于身体乏力、心情不好、失眠、吃东西不香、吃不下等不适有很好的缓解作用。但是不能单纯的长期依赖药物，比如失眠的人，长期服用镇静药品，会带来全身乏力、头脑不清、精神萎靡不振等副作用。对于药品的使用需要在专业人员的指导下服用。

 预防亚健康疲劳症如何在吃上下工夫？

（1）吃东西的时间 "人是铁饭是钢"，饮食是生命的基本物质保障。良好的饮食习惯，健康的脾胃，是身体健康的重要因素，对维持体力、脑力和足够的抵抗力有重要作用。一天当中，身体机能会随着时间发生变化，白天阳气充盛，活动量大，机体消化功能也相对比夜晚强，所以白天吃东西比晚上消化吸收得好，白天可稍多吃，晚上要少吃。我国的饮食习惯是一日三餐，最好能每天按时定量安排三餐，建立适合自己的生物钟，有助于消化吸收。早上一起床匆忙吃早饭或者不吃对人伤害很大。总之饮食要定时定量，可以参考"早餐吃好，午餐吃饱，

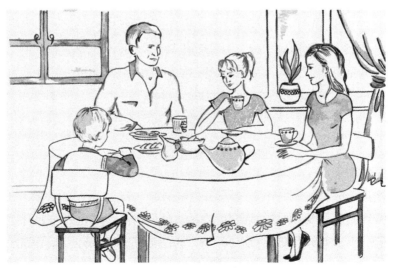

引自百度图库

晚餐吃少"。避免暴饮暴食，忍饥不食，或者零食不离口。养成良好的饮食习惯，则消化吸收功能健康。

（2）饮食定量适宜　饮食要定量，是指进食量要适中，俗话说"吃到七成饱"。饮食要全面平衡，五谷、水果蔬菜、肉类合理搭配，每一样都要吃，不能挑食。适量定量的进食既要保证一天我们所需要的营养和热量，也要在我们的肠胃可以承受的范围内。过饥，如减肥的女性，每日只食用水果蔬菜，不吃糖类和脂肪类食物，饮食结构不合理，会造成营养不良，无精打采，疲乏无力，注意力不能集中，重则肠胃功能减退，引起疾病；同样过饱，不节制饮食，暴饮暴食，肠胃负担过重会受到伤害。长期饱食容易引起记忆力衰退、思维迟钝、注意力易分散、反应迟钝等，长期营养过剩，造成肥胖，会给心脑血管带来极大损伤。

（3）酸味食物对人体的影响　《灵枢·五味》有："五味各走其所喜：谷味酸，先走肝。"说的是食物五味不同，对五脏各有其优先作用，如山楂、五味子、乌梅、白芍等酸味食物或药物先作用于肝脏，可以收敛气血而养肝。"资肝阴，养肝血"，肝血充实，肝才能充分发挥其主疏泄主藏血的生理功能，帮助人们调畅情绪，调节血量，并可改善腹胀、食欲不振、水肿、月经不调、眼睛不适等症。但是"多食酸，则肉胝胝而唇揭"，过量吃酸味的东西，会使肝气过旺而抑制脾土，伤及脾胃，使肌肉角质变厚而嘴唇外翻。

（4）苦味食物对人体的影响　《灵枢·五味》有："谷味苦，先走心。"苦味的食物优先作用于心。心主神志，五行属火，情志相激，心火极易亢盛而上炎，心火亢盛，则心烦易怒，失眠，胡思乱想，口角生疮等。《本草备要》记载："苦者能泻燥火"，多吃苦的食物，可以倾泻心火，调节人体阴阳平衡，具有一定消暑清热、促进血液循环、舒张血管等药理作用。但是苦寒食物食用过多，会伤及阳气。体质弱的老人孩子，平时脾胃不好的人，还是应该少吃苦味食品。另"多食苦，则皮槁而毛拔"，肺主皮毛，苦主降，过食苦味，肺气宣发不足，就滋润不到我们的皮肤和毛发，皮肤就会枯槁，毛发就会脱落。

（5）甘味食物对人体的影响 "谷味甘，先走脾。"甜味的食物优先作用于脾脏。脾胃是后天之本，人体一切活动所需的能量都来自于脾的运化功能，甘甜类的食物可以提供大量热量；"甘缓急止痛"，能补、能缓、能和，具有调和药性、补养身体、缓解痉挛、止痛的作用。如红糖、大枣可调味健脾，冰糖可以润肺止咳，人参大补元气，熟地滋补精血，甘草可调和诸药等。"多食甘，则骨痛而发落"。甘五行属土，肾属水，头发乌黑浓密与否与肾气有关，过量的甘会影响肾的收敛功能，所以会使头发脱落。多食甘甜，可以生痰湿阻滞气血流通，使关节失养，造成骨节疼痛。

（6）辛味食物对人的影响 "谷味辛，先走肺"，是说辛味食物优先作用于肺。肺主气，辛味发散，能行，能升阳，有助于肺的宣发功能，具有祛风散寒、行气止痛的作用；能促进胃肠蠕动，提高消化液分泌，增强淀粉酶的活性；可促进血液循环和新陈代谢。如生姜可以发汗解表、散寒祛湿治疗感冒，胡椒可以温暖肠胃除寒湿，韭菜可温阳散结，葱白可以散寒解表，麻黄、薄荷等辛味药可散寒解表等。"多食辛，则筋急而爪枯"。过吃辛辣的食物，就会降低筋的弹性，手爪会干枯，辛辣属阳，会伤及阴血尤其是肝血，使经脉失养、筋肉干枯。阴虚消瘦、大便干燥、睡眠出汗、手足心发热等人也应少食，患有痈肿疮疖、目赤肿痛、痔疮的患者，不要食用。

（7）咸味食物对人体的影响 "谷味咸，先走肾。"因为"肾主水"，是先天之本，咸味（不等同于食盐）食物可以调节人体水代谢，保护肾脏，养肾，可以提高体力，促进食欲，缓解痉挛；在呕吐、腹泻及大汗以后，喝点淡盐水，可防止体内微量元素的不足；咸还可以消肿散结。如海蜇有清热化痰、消积润肠的作用，对阴虚肺燥、痰热咳嗽、大便燥结者很合适；海带对甲状腺结节、痰火结核者比较适宜；猪肉，能滋阴润燥，对于便秘、燥咳者食用有好处。

"多食咸，则脉凝泣而变色。"脉，就是指血。吃太多咸味的食物，会抑制血的生发，血液慢慢凝聚流行不畅，脸色就会变黑。长期高盐饮食会导致心脑血管疾病、糖尿病、高血压等疾病加重，因此有这些病症的人要少吃盐过多的东西。

6 预防亚健康疲劳症不同的季节应该怎么做？

（1）春天 《黄帝内经》说，春季是推陈出新的时节，天地具有生气，万物开始生长。我们也应借助生发之气，开始出来活动。早些起床，披散头发，松缓衣带，使身体不被束缚，很放松地散步，身心舒畅。对人身之元气不可"滥杀""多给予少抢夺""多奖赏少惩罚"，这样是顺应春天之气的运行规律，是春季的养生之道。无论是给予还是奖赏都可以使人心情愉悦，顺应春天生发之气。如果违背春季养生之道则会伤肝。《素问·生气通天论》："味过于酸，肝气以津，脾气乃绝。"酸味虽然可以养肝，但多食损伤脾气。春季饮食多选清淡甘味之品，多吃蔬菜，如芹菜、茼蒿、蒿子秆、油菜等。

（2）夏天 《黄帝内经》说，夏季天地之气相交，万物开花结果。我们也要早起，不要讨厌夏日的太阳，适度见太阳。不要经常发怒，要精神饱满，使体内阳气宣发出来，多运动，适当出些汗，不要因为怕热就躲在有空调的屋子里不出来，这样阳气不能外泄闭在身体里，容易生病。精神外向，身心舒展，不要郁郁寡欢，要精神十足、干劲儿十足，这样可以顺应夏季的生长。如果违背夏季养长之道则会伤"心"。夏季炎热，暑湿重，多食瓜类食物可以清热解暑，如黄瓜、丝瓜、西瓜等，此外绿豆汤、酸梅汤也是不错的选择。夏季阳气在外，但体内不一定热，因此夏季不可过分贪凉，以防损伤脾胃。俗话说："冬吃萝卜夏吃姜，不用医生开药方。"

（3）秋天 《黄帝内经》认为：秋天阴气逐渐上升，万物的容貌平定。秋天风气急，地气清肃，应该早睡早起，使神志安宁，以避免秋天的肃杀之气的影响。收敛神气，不要太过张扬，要内心清净，心态平和，以顺应秋季之气，收敛心神。如果违背秋季养收之道则会伤肺。现在我们的工作节奏快，每天都高度紧张，对物质的追求越来越高，损伤心神的宁静，当要求没有得到满足，有的人变得急躁，有的人则情绪低落、悲伤，出现"悲秋"。秋天可以多晒晒太阳帮助改善低落情绪。秋天应少食辛辣食品，如葱、姜、蒜、辣椒等。秋天气候干燥，可多喝水，吃一些滋阴、润肺的食物，如百合、杏仁、藕、梨、川贝、荸荠、甘蔗等。

（4）冬天 《黄帝内经》说：冬季应闭藏阳气，无使外泄。冬季水面结冰大地冻裂，此时地气已闭藏，阳气潜伏于内，不受干扰。我们应早睡晚起，尽量等太阳出来以后再起床，使神志内守，避免受寒，注意保暖，减少出汗以避免耗伤阳气，此为顺应冬季之气。如果违背了冬季养藏之道则会伤肾。现在很多年轻人冬天为了漂亮穿得很少，这样会损伤阳气，使寒气凝滞在身上，不利于气血的循环，会引起关节疼痛、四肢凉，严重的会引起心梗、脑梗死等疾病的发生。冬季可以吃一些温阳、补肾之品，如山药、核桃、栗子、木耳、芝麻等，可以吃一些肉食增加热量，但切记勿要吃得过多，影响消化。

7 预防亚健康疲劳症如何保持良好的睡眠？

（1）睡觉时间 一般成年人每天保证 7 ～ 8 小时睡眠时间就可以满足人体的需要，但是什么时间睡觉是很重要的。23 点至凌晨 3 点为子丑时，气血要回归肝胆经，而人在睡眠的时候气血需求少，血液回到肝脏，使肝脏能很好地进行新陈代谢，更好地产生蛋白质等有用物质，分解体内的有"毒"物质，使血液得到更新。天天熬夜，晚上肝血不足了，有"毒"的血清理不掉，新鲜的血生成不够，容易得胆结石、肝病，时间长了就会出现亚健康状态了。21～23点为亥时，气血流到至三焦经脉，三焦通百脉，这时候睡觉，百脉皆得濡养，女性若想长久的保持容颜姣好，应做到早睡早起。

（2）**睡前准备** 良好的睡前习惯可以帮助我们提高睡眠质量，维护身体健康。第一，睡前不要吃太多食物，"胃不和则卧不安"，因为睡觉时胃肠蠕动减慢，消化功能也随之降低，吃太多就会使胃肠更加不适，影响周身气血的运行，降低睡眠质量。第二，睡前不要吃一些刺激性和兴奋性的东西，如咖啡、浓茶、巧克力之类的食品，其含咖啡因让人兴奋，不易入睡，并且利尿，让人睡不安稳。第三，睡前打理好个人卫生，洗澡、刷牙、热水泡脚可以缓解身体疲劳，放松肌肉和心情，有助于快速舒适睡眠。第四，睡前不应当进行剧烈运动。

（3）**选择床具** 颈腰椎不好的人，床一定要软硬适中。人大概1/3的时间是在床上度过的，舒适的床是保证良好睡眠的重要因素。床如果过于柔软，躺在上面的时候颈部、腰部变形严重，使骨骼偏离正常生理位置，尤其是颈腰椎间盘病的患者，会加重症状，使间盘凸出机会加大，而且过于变形的躯体影响呼吸。过硬的床，不仅会觉得硌得慌，而且会造成腰部悬空，腰部肌肉不能有效地休息，长时间处于紧张状态，这也是起床后觉得腰酸背痛的原因之一。软硬适中的床垫能让全身都得到有效支撑，又不会陷下去，例如中软度的棕榈或者其他植物填充的床垫比较合适。

（4）**枕头高度** 睡觉时枕头的高度很重要，过高容易落枕，脖子总是窝着也影响呼吸；过低的枕头对头支撑不好，肌肉得不到休息。枕头高度大约为自己握拳以后的一拳高就可以了，如果是侧卧最好枕头稍高一点，与肩等高，保持脖子在后背中线水平。枕头最好比自己的肩膀宽，以免翻身时头颈失去支撑，头掉下枕头。枕芯的材料最好要柔软且富有弹性，如乳胶、荞麦皮、绿豆皮较好。

（5）**打呼噜对人体的影响** 很多人认为睡觉打呼噜代表睡得香、睡得好，其实不然。睡觉时呼噜声越大，尤其是呼噜声打到一半没声儿了，过一会儿又响起来的，很有可能已经是睡眠呼吸暂停综合征了，说明睡觉时呼吸有暂停，就是常说的不喘气了，还有就是睡觉期间吸入的空气量减少。这些都可以造成睡觉时血中氧气含量减少，可以影响血压，使血压在夜间升高；对心脏也可造成一定的负担，导致夜间心律失常。人们常感到睡觉不解乏，醒来仍然是昏昏沉沉的、口干舌燥，工作时效率不高，眼睛总是睁不开，白天容易犯困。有些人夜里经常起夜，也可能是因为呼吸暂停诱导的。睡觉时打呼噜严重者需要到医院进行检查治疗。

（6）**睡觉姿势** 睡觉时的姿势可影响到睡眠质量。人一天当中1/3的时间在睡觉，熟睡时姿势一般会保持不变，所以睡觉时姿势不好会影响到气血的流通。一般认为，以右侧卧位比较好，可避免压迫心脏。趴着睡觉时胸腔自主扩张的压力增大，会影响到呼吸，对脏腑器官也有一定的压迫。睡觉时不宜蒙头，要把头露在被子外面。蒙头睡时，被子中的空气不流通，空气质量较差，不利于呼吸，影响健康。传统气功中，很多门派都有睡功的姿势要求，还有心法可循，也说明睡觉姿势对人体是有一定影响的，我们应当加以重视。

（7）**睡觉环境** 良好的睡眠环境也是休息好的重要组成部分。第一，室温在18～24℃比较适合人休息，20℃最佳。除了温度以外，湿度保持在60%左右为好。另外，床头不要正对暖气，头部温度高时睡眠不安稳。第二，相对安静的环境有利于入睡。第三，室内不能有明亮的光线，开灯睡觉，灯光会干扰身体控制新陈代谢的"生物钟"，使人体产生一种"光压力"，生理机能发生变化，心跳、血压、脉搏等出现紊乱，导致疾病发生。第四，室内空气应清新流通。熟睡中大脑需要大量氧气维持活动，氧气可刺激机体消化功能，利于营养物质的吸收，改善新陈代谢，提高神经系统活性，增强抵抗力。

8 太极拳可以预防亚健康疲劳症吗？

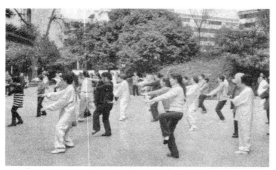

引自百度图库

太极拳是我国国粹之一。其融合了阴阳学说和经络学说，将意识、动作、呼吸三者结合在一起，要求意守丹田，平心静气，精神内收、不外散，提肛收少腹，舌抵上颚，膝关节微曲、但不过脚尖，可以鼓荡气血，疏通经脉，充实内脏，从而使"阴平阳秘""正气存内"。其配合心法，重在练意。形瘦者阴虚，肝火易动，情绪急躁，应从练意开始，着重补肝肾，配合放松功等效果好。太极拳套路多，动作难易可调，运动量可大可小，适应人群比较广，但是练习时最好有老师带领，循序渐进，由简至难，量力而行，逐步增加难度，尤其是膝关节不好的人，更应该注意，盲目练习可能有害。

9 八段锦可以预防亚健康疲劳症吗？

八段锦是我国广泛流传的导引术，由八种不同的动作组成，故名"八段"，有很好的保健祛病效果。八段锦对环境场地要求简单，随时随地都可以练习，术式简单，容易记忆学习，老少皆宜。八段锦分为文八段和武八段。文八段多为坐式，强调静思、凝神、调理呼吸，运动量较小，适合体弱多病、年老体衰的人。武八段多为站式，侧重肢体运动，适合青壮年，它要求练习者肌肉关节及意识放松，在意识的控制下，逐渐达到平心静气、呼吸柔和，同时松而不懈，适当用力，互相配合，并且每个动作都有针对性，全身各个部位都进行锻炼，相对全身脏器及经络都起到调理作用。武八段动作自然舒适，形意结合，刚柔并济，阴阳相生，形神合一。

 散步与健身跑适合什么样的人？

　　散步对人的体力要求很低，能下地行走即可，且对任何人来说都是很安全的。每天坚持散步 1 小时，每周 5 次，半年后心肺功能可以增强 50%，尤其适合脑力劳动者和老人。健身跑和散步有相似之处，只是加快了步伐，运动强度稍大。它们都可以消除大脑疲劳，加快新陈代谢，提高心肺功能，消耗体内多余的脂肪和热量，并有助于减少心血管疾病的发生。但是，健身跑要达到一定的运动强度，使运动时心率达到（170- 年龄）的水平，维持 20 ～ 30 分钟，每周 3 次以上。散步和健身跑时要放松心情，放松身体，量力而行，循序渐进，尤其是跑步时切忌操之过急、过量运动。锻炼时要注意自身的变化，遇有不适应停止运动，必要时就医。

 玫瑰精油对预防亚健康疲劳症有帮助吗？

　　玫瑰精油是将玫瑰花加入有机溶剂提炼所得的提取物。玫瑰花为中药药材，芳香行气，可以起到疏肝解郁、行气止痛、活血化瘀的作用。对于亚健康状态中出现的情绪问题，如不明原因的急躁易怒、容易紧张、心情烦躁或者情绪低落等，都能起到一定的改善作用。将玫瑰精油涂抹在身上，可以促进血液循环，促进新陈代谢，起到放松心情、舒缓压力的作用，还能在一定程度上缓解因长期工作疲劳引起的身体疲乏、疼痛等症状，也可以起到一定的润肤美容的作用。但玫瑰精油属于保健品，治疗作用较弱，如果不能起到治疗作用或出现不良反应，建议患者尽快就医。

12 艾灸对预防亚健康疲劳症有帮助吗?

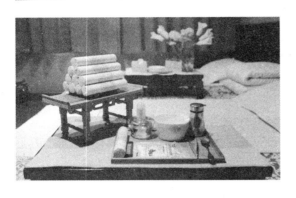

　　艾灸是中国自古以来的一种治病防病的方法,将艾条或艾柱点燃后在身体的一些穴位或经络上进行温热刺激,可起到治病或保健的目的。艾灸可以温通经络,调整五脏六腑的功能,促进新陈代谢,提高身体的免疫力。平时我们自己可以进行保健灸,足三里、关元、气海、膏肓、中脘等是常用的保健灸穴位。灸足三里可以调整消化系统的功能,强壮身体;关元即是丹田,"人之根元也",灸关元可以培肾固本,补元气,壮一身之气;气海穴,"元气之海",故灸气海可以补元气;灸膏肓穴可以补虚益气;灸中脘穴可以调胃和中,补益脾胃之气。通过艾灸可以改善浑身乏力、没劲儿、气短、走一段路就上气不接下气等症状。(提示:艾灸属于中医特色治疗,建议患者在专业人士指导下进行)。

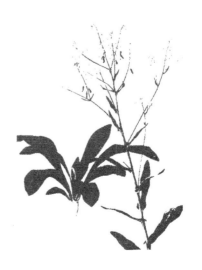

第三章

亚健康疲劳症就诊前的必备功课

引言　　　通过前两章的学习，读者已经对亚健康疲劳症有了初步的认识和了解。或许您还会有很多的疑问：我是不是患有亚健康疲劳症？需要做哪些检查吗？需不需要看医生？别着急，这些疑问在本章将为您一一解答。

1 如何自我评估健康状态？

体温：正常成人体温维持在 36 ~ 37℃（腋下体温），儿童及月经期、妊娠期妇女体温稍高，老年人体温稍低，体温波动范围一般不超过 1℃。

脉搏：正常成人，在安静状态下心跳频率为 60 ~ 100 次 / 分钟，儿童偏快，老年人偏慢。

呼吸：正常成人呼吸频率为 12 ~ 22 次 / 分钟，新生儿较快，老年人较慢。成年女性以胸式呼吸为主，儿童及成年男性以腹式呼吸为主。

血压：正常成人血压理想值为 120/80mmHg。自测血压一般与诊室偶得血压值存在一些差异，推荐家中自测血压以 135/85mmHg 为正常血压上限参考值。

体重：有两种评价方法：①正常成人理想体重（千克）= 身高（厘米）−105。②医学界较常用的指标——体重指数，体重指数 = 体重（千克）/ 身高²（米²）。体重指数 <18.5，称为消瘦，存在营养不良的可能；体重指数 ≥ 24，称为超重；体重指数 ≥ 28，则作为判定肥胖的标准。

皮肤状况：儿童与青年皮肤紧张，富有弹性；中年皮肤逐渐松弛，弹性减弱。正常人皮肤色泽红润，皮肤颜色差异虽明显但都有光泽。

读者可以定期根据上述内容对自身健康状态进行评估，当体内出现异常信号时，要尽早就医，通过更为详尽的体检发现潜在疾病，进行早期干预或治疗，防微杜渐，为自己的健康做一名合格的管理者。

 哪些不适感是亚健康疲劳症传递出的危险信号？

（1）**总来拜访的"感冒"** 当出现发热、头晕、嗓子痛、浑身肌肉酸痛等诸多的不适时，或许你总是跟别人说："不舒服，好像感冒了！"。但是去医院就诊，却总也找不出感冒的原因，吃了许多种抗生素仍不见好转，但有时候休息休息就好了。

（2）**怎么睡也睡不好的觉** 劳累了一整天，躺床上却睡不着了，感觉腰酸背痛，要不就是噩梦连连，最可怕的是好像刚入睡，天就亮了，感觉就像熬了一通宵似的。

（3）**令人恐慌的头发** 正值青壮年，头发干枯稀疏得可怕，依稀裸露的头皮，枕巾上、衣服上、地上一根根难以清理的头发，以及越发增多的白发，总会引起我们的恐慌。

（4）**莫名其妙的坏心情** 总是觉得情绪不受控制，脾气暴躁，容易激动，偶尔心情抑郁、焦虑，做事也缺乏自信心，唯唯诺诺，犹豫不决。

（5）**不合时宜的"老年痴呆症"**　记忆力逐渐衰退，经常忘事，丢东西，精神不集中，对信息的采集不敏锐，常常怀疑自己是不是"老年痴呆症"提前到来了呢？

当然还有很多其他不适症状，如逐渐消瘦或肥胖、皮肤颜色暗淡无光、过早出现皱纹、没有食欲、乏力、四肢无力感明显、性功能减退等，都有可能是亚健康疲劳症传递出的一种危险信号。

3 去医院就诊前，应做哪些准备？

通过本章第 1 题的自我健康状况评估（第 29 页），可以大致了解自身是否患有亚健康疲劳症，但仅凭这些不适症状无法做出明确判断。为了进一步明确诊断，需要进行一次全方位的体检，排除引起疲劳感的器质性疾病，从而为诊断提供强有力的依据。那么，前往医院进行体检前，需要做哪些准备呢？

（1）**空腹**　空腹时机体处于相对的基础代谢状态，能排除饮食对血液及 B 超检查结果的影响，最能反映人体的真实情况。

（2）**停服药物及保健食品**　尽量排除药物对检查结果的影响。若自身所患疾病无法停药，检查时要及时告知主检医师。

（3）**憋尿**　憋尿是为 B 超检查做准备。一般检查顺序以先行 B 超检查，再行尿液检查为佳。

（4）**留晨尿**　正确的留取晨尿方式：凌晨五六点钟

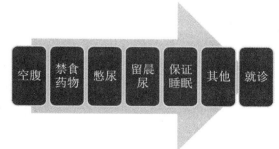

就诊前的准备工作

排尿一次，1 ～ 2 小时之后，排出部分尿液，留取中段尿液最佳，这时的尿液没有污染，细胞形态正常，化验结果最为真实。

（5）**保证充足睡眠**　检查前一天不宜进行剧烈运动，应尽早休息，保证充足的睡眠时间。尤其是针对以疲劳为主要诉求就诊的患者，检查前充足的睡眠非常重要，可以排除因劳累、睡眠不足引起的疲劳症状，帮助医师明确亚健康疲劳症的诊断。

（6）**其他**　不要化妆，不要佩戴饰物，保持心情舒畅，尽量以平常心迎接各项检查，有助于反映真实情况。

 发现患有亚健康疲劳症，是否应该立即就医？

春秋战国时期有一位名医，名叫扁鹊。扁鹊第一次觐见齐国蔡桓公时，发现桓公有小病在皮肤间，劝其治疗，桓公不相信，并拒绝扁鹊为他治疗。第二次觐见，扁鹊告知桓公疾病已经深入肌肉中，不治疗将会更加严重，桓公仍然坚持己见不予重视。第三次觐见，扁鹊告知其病已入脏腑，再不重视将无力回天，桓公依旧不信。待第四次觐见，扁鹊长叹一声回头离去，桓公派侍者追问原因，扁鹊告知侍者："皮肤间的小病药浴就能好，肌肉间的疾病可以用针灸治疗，即使深入脏腑也能治以汤药，现在疾病已侵入骨髓，回天乏术了。"后来桓公不日病发，不久就病死了。

这则故事流传至今，就是为了警醒后人，不能讳疾忌医。各种疾病的发生、发展都需要一个过程，早期的干预及治疗非常重要。亚健康疲劳症是一种病前状态，不适症状的出现就是为健康亮了黄灯，这种慢性疲劳对身体长时间、多系统的侵蚀将导致各种严重疾病，最后可能导致"过劳死"的发生。亚健康疲劳症患者若能在发病早期及时就医，就能有效控制病情的发展变化，尽早恢复良好的健康状态。

5 亚健康疲劳症需要与哪些疾病相鉴别？

（1）**感冒** 感冒是一种常见的呼吸系统疾病，临床表现除了有鼻塞、咳嗽、流涕、头痛等一般症状外，还有畏寒、低热、无汗、肌肉乏力、咽喉红肿疼痛等特点，一般对症服用相关药物后，病情能得以好转。亚健康疲劳症也常存在与感冒相似的不适症状，但是在服用类似感冒药品后症状不能缓解，反而经过几天的休息及调理，病情便可"痊愈"。

（2）**贫血** 贫血是指人体外周血红细胞容量减少，低于正常范围下限的一种常见的临床症状。由于红细胞容量测定较复杂，临床上常以血红蛋白（Hb）浓度来代替。我国血液病学家认为在我国海平面地区，成年男性 Hb < 120g/L，成年女性（非妊娠）Hb < 110g/L，孕妇 Hb < 100g/L 就有贫血。贫血患者可以出现疲劳症状，多合并头昏、耳鸣、头痛、失眠、多梦、记忆减退、注意力不集中等。通过血常规检测可以排除贫血。

（3）**甲状腺机能减退症** 甲状腺机能减退症多因甲状腺激素的分泌与合成不足，造成低基础代谢率症群，表现为疲乏，行动迟缓，嗜睡，记忆力明显减退，且注意力不集中，因周围血循环差和能量产生降低以致异常怕冷、无汗及体温低于正常。亚健康疲劳症症状与之相似，最为直接的鉴别方式就是通过检查甲状腺功能（包括血清甲状腺激素、TSH 等）以明确诊断。

（4）**抑郁症** 抑郁症又称抑郁障碍，以显著而持久的心境低落为主要临床特征，是心境障碍的主要类型。抑郁症可以表现为单次或反复多次的抑郁发作，以心境低落、思维迟缓、意志活动减退、认知功能损害以及躯体症状为主要表现，其中躯体症状主要有睡眠障碍、乏力、食欲减退、体重下降、便秘、身体任何部位的疼痛等。可以通过简单的抑郁焦虑自评量表进行评估，严重者需要专业医生进行诊治。抑郁症的人经常觉得天要塌下来，有自杀的念头，家属要高度重视。

（5）**病毒性肝炎**　病毒性肝炎是由多种肝炎病毒引起的以肝脏病变为主的一种传染病。临床上以食欲减退、恶心、上腹部不适、肝区痛、乏力为主要表现。部分患者可有黄疸、发热和肝大伴有肝功能损害。通过检查肝功能、肝炎病毒抗体可以鉴别。

（6）**更年期综合征**　亚健康疲劳症的患者多有长期精神高度紧张的病史，常表现为心神不宁、情绪不易控制、焦虑或者抑郁。女性尤为明显，许多医生会误认为这类女性患有更年期综合征，这时要结合患者年龄、月经史及雌激素检测等相关检查来鉴别。

（7）**高血压病**　亚健康疲劳症的患者会产生一种"疲劳毒素"，刺激肾上腺素分泌，使得心脏的收缩力上升，并影响血管的收缩作用，引起血压的升高，但常常呈一过性表现。当患者休息充足或长时间调理后，收缩压及舒张压便可恢复正常。可以通过长时间监测血压值的方式与高血压病患者进行鉴别。

（8）**糖尿病**　糖尿病患者常有多尿、口渴、虚弱无力、昏昏欲睡的症状，多是由于血糖过高所致。这种疾病与亚健康疲劳症非常好鉴别，就是进行血糖的监测。高血糖患者通过积极降糖、控制饮食、参加力所能及的体力劳动及体育锻炼，疲劳症状可以缓解。

（9）**高脂血症**　血脂浓度过高会使血液流动速度减慢，身体各组织器官供血就会不足，代谢功能因此减弱，头晕、困倦、记忆力减退等症状就会出现。通过口服降血脂类药物，结合饮食控制，降低血脂浓度，相关疲劳症状会有很大的改善。而亚健康疲劳症患者通过上述途径，疲劳症状依旧无法缓解。

（10）**其他引起疲劳的疾病**　其他一些疾病如心肌梗死、血液病和癌症等，都可使患者出现自觉疲劳、乏力等明显的先驱症状，这种疲劳与亚健康疲劳症的性质完全不同。通常这些疾病找不到明显造成疲劳感的原因，也没有过度慢性疲劳的病史，即使长期休息调养，疲劳症状也不能改善，但是当疾病治愈后疲劳感就能很快缓解。

6 亚健康疲劳症患者需要服用药物治疗吗？

亚健康疲劳症患者通过改善睡眠、调节饮食、放松心情、加强运动等手段无法改善相关不适症状时，就需要听从医生指导对症进行药物治疗，并严格按照处方要求定时定量服药。

服药应遵循以下原则：

（1）药物服用次数及服用剂量 一般情况下要严格按照医生处方要求服用；若该药是自己从药店购入，则严格按照说明书服用。若错过了服药时间，可以选择跳过该次，待下次规定时间规律服用。但是要注意，有些药物不按时服用可能会影响药效，这时要按照医生指示服用。

（2）送服药物的饮品选择 一般温白开水送服药物最佳，切忌与酒、咖啡、牛奶、茶水、饮料等饮品送服。

（3）维生素类药物服用注意事项 维生素 B_2 伴随食物送服，药物吸收较完全；维生素 A、维生素 D、维生素 E、维生素 K 等脂溶性药物在使用油性食物后送服，更利于吸收。

（4）中药汤剂的正确服用方法 中药汤剂一般每天服用 2 次，早晚各 1 次。早上在饭前 1 小时左右，晚上在饭后 3 小时左右为宜。尽量避开食物，以免影响功效。特殊药物请严格按照医嘱执行。

7 亚健康疲劳症的治疗措施主要有哪些？

亚健康疲劳症的治疗方式具有很强的综合性，其主要治疗措施包括：①合理的膳食搭配及均衡的营养补给；②保证积极、乐观的心理状态及充足的休息时间；③保持生活规律及良好的生活习惯；④适当的户外锻炼；⑤中医治疗：汤药、推拿、导引、针灸、药膳、药浴等；⑥现代医学药物治疗：如抗抑郁、抗焦虑药、维生素、微量元素、激素等；⑦心理治疗。

亚健康疲劳症的治疗措施	
合理饮食	中药治疗
良好睡眠	西药治疗
规律生活	心理治疗
适当运动	

8 亚健康疲劳症患者什么情况下可以停止服药？

可以测试一下您的疲劳症状是否好转（见第 1 ~ 2 页表）。亚健康疲劳症患者要严格按照医生指导进行治疗，安排好定期复查的时间。当症状缓解或消失，医生告知可以停药改用其他辅助疗法时，方可停药。如果能做好生活调理、配合药物治疗，跟"药罐子"说拜拜是可行的。

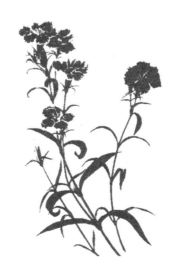

第四章

轻度亚健康疲劳症的调理措施

引言 | 通过前三章的阅读，您已经对亚健康疲劳症的概念、发病情况、预防、就诊前的注意事项等有了详细的了解。接下来，就要介绍亚健康疲劳症的治疗了。本章主要介绍非药物治疗在轻度亚健康疲劳症中的作用，内容包括情志调护、饮食调摄、生活调理、体育运动及其他治疗措施在轻度亚健康疲劳症患者中的应用。

情志调护

1 轻度亚健康疲劳症与情志因素关系密切吗？

中医所讲的情志因素，即我们通常所说的心理活动，主要指七情，即"喜、怒、忧、思、悲、恐、惊"七种情志变化。人的情志活动是人类对外界事物的情绪反映，并以一定的精神状态表现出来。情志和调是健康的保障，正常的情志变化不能导致人产生疾病。然而，生活中由于种种原因导致人们情志太过，也就是长久或者突然的情志异常刺激，超过了人体正常生理活动的范围，使人的心理发生病态改变，从而导致脏腑阴阳气血失调，机体的生理功能发生异常变化，出现亚健康疲劳状态。由此看来，正常的情志变化是生活中必不可少的，然而情志异常、太过就与亚健康疲劳症各种症状的出现密切相关。

 情志变化与五脏之间有怎样的联系？

精神情志状态与五脏的生理功能直接相关。中医把五脏的生理功能简单地总结为：肝主疏泄，心主血脉，脾主运化，肺主宣降，肾主纳气。过激的情志变化，可影响体内功能失调，从而累及五脏；其对脏腑气血的影响可以归纳为：喜伤心，怒伤肝，思伤脾，悲伤肺，恐伤肾。轻度亚健康疲劳症患者，情志变化尤其与肝、心、脾、肾四脏关系最为密切。

喜是一种快乐的情绪，但欢喜太过，则损伤心气。喜则气上，影响人体正常气血运行，易出现心悸、失眠、健忘、痴呆等症状，范进中举就是一个典型的"大喜伤心"的例子。

怒是较为常见的一种情绪，怒则气上，大怒伤及肝脏，致疏泄失常，肝气郁结，而出现闷闷不乐、烦躁易怒、头昏目眩等症状。

思即思虑，若过分的思虑或思虑久而不解，气结于内，脾胃运化无力，可出现纳呆食少、面容憔悴、气短神疲、郁闷不舒等症状。

恐即恐惧、恐怖，恐则气下，可使肾气耗损不固，精气下陷，升降失调，从而出现头晕耳鸣、腰酸腿软、二便失禁、遗精脱发等症状。

 轻度亚健康疲劳症患者应该如何调节情志？

通过上面的介绍，我们知道情志因素对人体的生理机能是有直接影响的。中医理论认为"气血冲和，万病不生，一有拂郁，诸病生焉"，调节情志是促使亚健康疲劳症向健康状态转化的重要方法。以下总结几点轻度疲劳症患者调节情志的方法。

（1）**正确认知自我，学会接纳现实**　全面客观地认识自我，包括自我的人格特征、心理素质以及优缺点等。正所谓有自知之明，在发扬自我优点的同时，克服及包容自己的缺点。生活中十全十美的事很少，对人、对事、对目标都不要要求过高。不要追求得不到的东西，做办不到的事，要接纳现实，这样才能更好地适应生活及工作。

（2）**加强自我修养，提高自控能力**　通过学习来提高个人修养，不断改正和弥补自身的缺点和不足。例如多看有益于身心健康的书籍，多结交对自己成长有益的朋友，学会适当控制自己的欲望，善于在实际行动中抑制冲动行为。其实自制力的培养在很大程度上就是一种习惯的形成。

（3）**善于处理压力，保持心态平和**　面对压力要尽量自我调节。现实生活中，知足满足，事不过度，平常平淡是万应之理，常能识好知趣，则心安理得，五脏安适。正所谓"恬淡虚无，真气从之；精神内守，病安从来"。做到善于缓解压力、保持平和的心态，是远离亚健康疲劳症的有效方法。

（4）**遇事积极乐观，学会移情宣泄**　人们面对打击或挫折会出现消极和积极两种截然不同的应对方式。前者表现为一蹶不振、自暴自弃，后者则善于总结经验、吸取教训、东山再起。要始终保持一种积极向上的心态，不断地为自己倾注活力，冲淡或者解脱不良情绪所带来的困扰，宣泄内心的抑郁或烦恼，以情胜情并学会移情，尝试将内心困惑转移到其他的人、事或物上。懂得释放，该放手时就放手。

正所谓："心无过求，事不过度，身无所累，不为欲诱，不为物使，心境澄明不浑浊，品格高尚不卑劣。"情志的调和是预防及治疗亚健康疲劳症最有效的基础和手段。

饮食调摄

4 轻度亚健康疲劳症患者在饮食方面应该注意些什么？

我国唐代药王孙思邈的《千金要方》指出："凡欲治病，先以食疗，既食疗不愈，后乃用药尔"，可见饮食的调摄在我国有着悠久的历史。对于轻度亚健康疲劳症患者，在饮食方面应该注意以下几点：

（1）**营养全面均衡，进食定时定量** 应多进食高蛋白的食物，如肉、奶、豆制品等；要多吃新鲜蔬菜、水果和水产品，以补充人体所必需的各种营养物质包括维生素和微量元素等；同时还要注意不要暴饮暴食或偏食嗜食。一日三餐定时定量，"早饭淡而好，午饭厚而饱，晚饭须要少。若能常如此，无病直到老"。

（2）**保证水分摄入，慎食辛辣油腻** 水是生命之源，每日饮水应做到少量多次，晨起可饮用一杯温水。饮水要主动，一般来说健康成人每日需要水约2500毫升，最少应饮水1200毫升（6杯）。应少吃生冷、辛辣、油腻等不易消化的食物，如辣椒、葱、姜、韭菜、胡椒、洋葱、火锅、油炸食品及快餐、烤肉等，以免增加肠胃负担。脾胃虚弱的患者更应少吃生冷、油腻、辛辣的食物。另外，饮食还应做到少盐少糖。

（3）**提倡自然饮食，辨证选择食疗** 当今社会，加工食品大量充斥在我们的身边，腌制加工类、饼干、汽水类、方便罐头类、冷冻甜品类等，这些食品大都加入了各种防腐剂、添加剂以及高糖甚至有害物质，对人类的身体健康毫无益处，却很有可能带来更大的健康隐患，所以应该尽可能地远离垃圾食品。亚健康轻度疲劳症患者往往希望应用食疗来调理身体的不适，可以肯定这种方法是可取的，但食疗应该根据患者的体质以及病情特点来进行辨证调理。

5 轻度亚健康疲劳症患者饮食上应该进补吗？

通过上面的介绍我们知道，亚健康疲劳症患者以偏虚体质为主，相信有很多患者都认为应该在饮食中多进食补品。中医理论认为"脾为后天之本""脾胃易损，百病丛生"。人在脾胃功能正常的情况下，能够保证进食之物被正常地消化吸收，此时可以适当地进食补益类的食物。当脾胃功能较差时，过食滋腻补益之品则易致气机壅滞，有碍脾胃，反而影响食欲，并可使病情进一步恶化。老年人消化能力本身比较弱，常会积滞宿食，出现厌食的表现，进补后也会出现胃部饱胀、口臭便臭等表现。老年人进补前，应先辨明自身脾胃功能，或调理脾胃后再进补。总之，采取什么方法进补，应该首先考虑体质因素和疾病特点，另外还应参考季节特点等因素。患者的日常生活调护非常重要，但不能一味追求进补。

6 如何根据个人体质进行饮食调理？

（1）**气虚型** 气虚患者的食疗要点为益气健脾。应多食用粳米、鱼肉类、豆类，可食用大枣、蜂蜜等食物，少食具有耗气作用的食物如萝卜，不要常吃冰冷寒凉或未熟食品等。

（2）**血虚型** 血虚患者的食疗要点为补气生血。应多食用猪肝、菠菜、花生、黑木耳、肉类等，水果可选用桑葚、红枣、桂圆等。忌吃辛辣之品，因为辛辣耗血，要注意眼睛的休息和保养，防止因为过度用眼而耗伤身体的气血。

（3）**阴虚型** 阴虚患者的食疗要点为养阴生津。应多食用鸭肉、蛋奶、绿豆、冬瓜、银耳，水果可选用梨、桑葚、葡萄、百合等，少食羊肉、韭菜、辣椒，忌吃辛辣刺激、香燥及煎炸炒爆的食品。

（4）**阳虚型** 阳虚患者的食疗要点为温阳补气。常用补阳的食物如牛羊肉、核桃、栗子、韭菜、茴香、生姜、葱头等，少食梨、西瓜等生冷寒凉食物，少饮绿茶，忌食寒凉之品。

（5）**肝郁脾虚型** 肝郁脾虚型患者食疗要点为行气健脾。应多食用具有行气、解郁的食物如萝卜、海带、山楂、玫瑰花等，以及具有健脾之用的食物如红枣、山药、扁豆、莲子肉等。

（6）**脾虚湿盛型** 脾虚湿盛型患者食疗要点为健脾祛湿。应在食用健脾食物基础上，多进食玉米、红豆、薏米、南瓜、芹菜、冬瓜、鲫鱼等具有化湿作用的食物，少食滋腻及火锅、烧烤类食物。

（7）**心脾两虚型** 心脾两虚型患者食疗要点为补脾养心。应多食用全谷类食物、动物心脏、鸭肉、豆腐、菠菜、胡萝卜、土豆、芝麻等，水果可选择苹果、香蕉、樱桃、葡萄、龙眼肉等。睡前避免饮茶、咖啡等饮料。

（8）**肝肾两虚型** 肝肾两虚型患者食疗要点为滋补肝肾。应多食用黑色食物，如黑芝麻、桑葚、黑豆以及山药、枸杞子、猪腰、芝麻、核桃、黑米等，要注意清淡、少盐、少油腻，避免对肝肾造成过多的压力。

中医理论中食物性味之偏，它们对五脏的作用各异，如《素问·宣明五气篇》中记载："五味所入：酸入肝，辛入肺，苦入心，咸入肾，甘入脾，是谓五入。"在选择食物时，须根据病证的性质，结合食物的性味归经，选用相宜的食物配膳，做到寒热协调、五味不偏，则更益于健康。

7 女性轻度亚健康疲劳症患者特殊时期饮食上应该注意什么？

女性经期切忌食用生冷之物，应多食用一些含铁丰富的食物，如动物肝脏、木耳、芝麻、红枣、山药及豆类等，同时忌食活血化瘀作用的食物（如山楂）。

女性更年期是女性一生中一个非常特殊的时期，这个时期女性会出现月经不调、思考及记忆能力下降等情况，注意补铁预防贫血，此外还应注意补钙以及维生素。

 老年轻度亚健康疲劳症患者在饮食上应该注意什么？

老年人由于消化及吸收能力减退，饮食应做到：食物热一点，每餐少一点，品种杂一点，饭菜淡一点，餐时慢一点，晚餐早一点。

生活调理

 轻度亚健康疲劳症患者在日常生活中应该注意哪些方面？

（1）**心理健康，自我减压** 心理健康是指人的生理、心理与社会处于相互协调的和谐状态。心理健康并非是超人的非凡状态，只要在生活实践中，能够正确认识自我，自觉控制自己，正确对待外界影响，使心理保持平衡协调，就具备了心理健康的基本特征。当今社会，人们的工作及生活压力很大，怎样做到自我减压？首先不要盲目给自己加压，其次要以乐观的方式适应压力，三是能做到知足常乐。

（2）**劳逸适度，生活规律** 养成良好规律的工作生活习惯，劳逸结合，有张有弛，学习工作时认真投入，业余时间放松心情，避免熬夜。不要过度减肥，做到早睡早起，保证充足睡眠，而且有计划、针对性地进行身体素质锻炼，提高对疲劳的耐受性，避免滑向重度亚健康疲劳症。另外，还应避免房劳过甚。

（3）**戒烟限酒，远离不良嗜好** 长期大量吸烟饮酒并不是缓解压力和苦闷的方法，其只能消磨人的意志，损害自己及他人的健康。另外，暴饮暴食、赌博、吸毒都是不应存在的生活恶习。想做一个健康的正常人，必须摒弃那些有损于健康的不良嗜好及生活习惯。

（4）保持乐观情绪，培养兴趣爱好 乐观是最为积极的性格因素之一。乐观是即使再差也能保持良好的心态，是相信坏事总会过去、阳光总会再来的心境。塞翁失马、焉知非福，有时候吃亏也是一种福气。兴趣爱好就是你会很乐意去做并且即使很累也不会叫苦的事。培养一些兴趣爱好例如读书、唱歌、收藏、养花、绘画及体育运动等，多交一些朋友。这些会放松并充实你的生活，减缓工作及生活中的压力。

总之，对于轻度亚健康疲劳症患者，日常生活、工作以及心理上的调护非常重要。保持健康的心理状态，避免不良的生活习惯，是抵御亚健康疲劳症的有力武器。

体育运动

10 轻度亚健康疲劳症患者适合进行体育锻炼吗？

当今社会，由于工作生活压力的增大、活动空间的减少以及人们生活、交通等方式的改变，无论是健康人群还是亚健康人群普遍缺乏规律的体育运动，而适当的体育锻炼是抵抗生理、心理疾病的最佳方法，也是防范和治疗亚健康疲劳症最有效的手段。体育锻炼可以满足人体新陈代谢的需要，提高机体抵抗能力，从而预防常见病的发生。体育锻炼既是一种身体活动，也是一种生理活动，经常进行体育锻炼，尤其是自己喜爱并擅长的项目，能够给生活增加情趣，使人产生愉快感，从而增加自信心及自豪感，增强社会适应能力。轻度亚健康疲劳症患者应该规律地、有选择性地进行适度的体育运动，把体育锻炼当作是一种娱乐、一种享受，并树立终身锻炼的思想。

11 轻度亚健康疲劳症患者做哪些体育运动更合适？

轻度亚健康疲劳症患者在身体条件允许的情况下，应尽量选择具有终身锻炼性的运动项目，如散步、游泳、慢跑、徒手体操或武术，有氧运动是最佳的运动方式。对于常年坐办公室的工作人员，可以利用点滴空闲时间，做单脚站立、张臂、展胸、呼吸等简单动作。对于老年人，步行应该算是最佳的运动方式，跳舞和太极也是不错的选择。此外，瑜伽、跳绳、自行车运动都是可以选择尝试的大众项目。

12 轻度亚健康疲劳症患者进行体育运动时应该注意什么？

对于运动，首先要做到因人而异，体质好、运动能力好的人可以选择运动量及强度大的项目，体质较差的人要以轻微运动强度为宜。

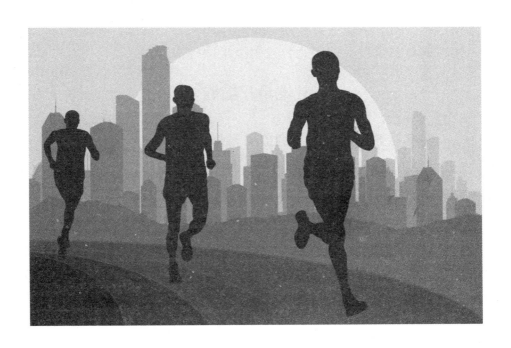

（1）**合理安排运动的项目、时间和频率** 运动要因时而异，"春夏养阳，秋冬养阴"。春夏要以练形为主，以锻炼肢体为主，伸展筋骨；秋季适宜练神，以敛阴护阳；冬季宜动，以舒活筋骨，生发阳气，抵御外寒。锻炼要持之以恒，循序渐进。《千金要方》说："养性之道，常欲小劳，但莫大疲及强所不能耳"，强调要慢慢锻炼，不能急于求成，强拉硬拽。每日运动过后不要感觉太累，以第二日能够恢复为宜。体育锻炼贵在坚持，重在适度，选择运动项目的时候更不应强求，要因人而异，要根据个人爱好、个人条件和个人需要等来选择自己的运动项目，要科学地安排运动强度、时间及频率，运动量要循序渐进，不能因为运动太过反而伤害了身体。

（2）**不同人群运动的注意事项** 对于发热、血压高或者头晕、气短、心跳过快等不适者，外伤运动时关节疼痛不利，应该停止运动，适时就医，不要硬扛着。女性经期应避免大运动量的锻炼，避免游泳及注意运动后保暖等。老年人应避免负重、竞赛、快速的运动锻炼，克服过分自信及经验主义，还要参照自身的体质基础、食欲、睡眠等综合评价。慢性病患者可就锻炼后的效果向医生进行咨询。

其他治疗措施

13 轻度亚健康疲劳症患者需要服用药物吗？

（1）**轻度患者大多不必服药** 患有轻度亚健康疲劳症的患者往往是不需要服用药物的，在解除相关病因及积极的自我调护之后，通过生活习惯的改变以及适当的运动，疲劳症状常可以缓解或完全消失。

（2）**部分患者可以通过食疗缓解疲劳** 目前西医尚无有效的药物及治疗方法。中医认为，能够解除疲劳、增强机体免疫能力的中药对轻度亚健康疲劳症患者具有一定疗效，例如单味中药红景天，具有补气清肺、益智养心等功效。经现代药理研究，红景天中含有多种维生素、微量元素及氨基酸，可以有效解除人体疲劳，提高抵抗力、记忆力等。

 轻度亚健康疲劳症患者需要寻求专业心理治疗吗？

一般来讲，轻度亚健康疲劳症患者经过适当的情志、饮食及生活中的调护，均可以显著缓解甚至完全解除亚健康疲劳症的状态。然而，当个人遇到严重心理障碍不能自拔，处于亚健康疲劳状态长时间不能自我调节，甚至严重影响正常工作生活时，不应对心理治疗抱有偏见而排斥心理治疗，应求助心理医生。通过心理治疗，改变不良心理状态，消除各种心理障碍，促使亚健康疲劳症向健康状态回归和转化。

 保健品可以治疗轻度亚健康疲劳症吗？

轻度亚健康疲劳症患者的治疗重点是自我行动起来，学会自我保健、自我防护。市场上的保健品鱼目混珠，很难辨别其真伪及功效。如患脾胃病虚不受补之体，因服用补益药及保健品以后，对身体健康不但没有起到正面作用，反而出现不同程度的不适，有的甚至加重病情。例如，许多保健食品中都把各种"参"作为重点，然而参类并非人人适用，壮实的人服了人参、阿胶等性温的补气血药物，会出现食欲减退、恶心、饱胀、便秘、头晕、牙龈出血等症状，这是因进补不当，损伤了胃气，违反了中医辨证施治的原则。所以，应根据个体需求和保健品的功能合理选用。俗话说"药补不如食补"，其实轻度患者大多经过食疗及生活调理就完全可以痊愈了。

16 针对轻度亚健康疲劳症患者还有哪些非药物治疗方法？

（1）**神奇的足浴疗法**　足浴疗法属中医外治法。在中医文化中，足浴疗法源远流长，至今已有 3000 多年的历史。它是通过水的温热作用、机械作用、化学作用及借助药物蒸气和药液熏洗的治疗作用，疏通腠理，散风降温，透达筋骨，理气和血，从而达到增强心脑血管机能、改善睡眠、消除疲劳、消除亚健康状态、增强人体抵抗力等保健功效。此法简单，容易操作。

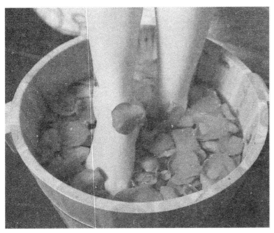

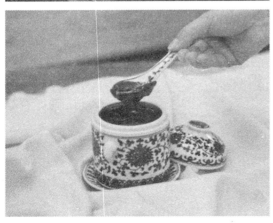

（2）**宫廷养生佳品——膏方**　在中医看来，亚健康疲劳症多数是气、血、阴、阳消耗后的虚证，这种虚性的病症正是膏方药这类缓慢、长期治疗方法的长处。膏方古时为宫廷专享，时至今日已发展成临床按个人需求辨证处方制作的个性化膏滋药。膏方的主要作用是滋补保健、扶正祛邪，在治疗慢性病，尤其是亚健康疲劳症方面有奇效。现代膏方服用方便，口感好、保存时间长，深受患者的欢迎。

（3）**领略植物奥秘——中药药浴**　皮肤肌腠与五脏六腑通过经络相互连接，表里相通。药浴可使药物离子、药物气味、药物功能通过皮肤肌腠，循经入脏腑，再通过脏腑的输布，布散于形体官窍、四肢百骸及病灶部位，从而彻底疏散体内湿浊毒邪，消除肌表、经络、脏腑内外诸多病痛，又能补充人体正气，增强人体免疫能力，解除机体疲劳，达到标本同调。

（4）最简单的治疗——音乐疗法 《素问·阴阳应象大论篇》中说道："肝在音为角，在声为呼；心在音为徵，在声为笑；脾在音为宫，在声为歌；肺在音为商，在声为哭；肾在音为羽，在声为呻。"不同的音乐对于人体及脏腑会产生不同的调节作用，在中国传统文化体系理论指导下，运用七情之间相互滋生和相互制约的动态关系，辨证施用音乐，进行调理心身平衡的疗法，尤其在亚健康疲劳症治疗方面，具有良好的疗效。

患者平素情绪急躁易怒，中医辨证属于肝阳上亢性，可以给予其一些悲伤色彩较浓的音乐，如《汉宫秋月》《小胡笳》等。如果患属于阴虚阳亢型，可以选择一些柔和、清润、欢乐愉快型的音乐，如《花好月圆》《喜相逢》等。

在音乐的选择方面，如舒缓婉转的音乐多具有镇静作用，曲调轻松欢快的音乐多具有解郁作用，高亢有力的音乐多具有兴奋作用等。另外镇静性的音乐应在晚上临睡前听，有助于睡眠和休息；兴奋性的音乐宜在早上或上午听，使人精力充沛，意气风发；解郁性的音乐受限制较小，可在任何时间听。但音乐的秉性往往不是单一的，而是多种兼容的。另外，适当地参加卡拉 OK、演唱会等形式自娱自乐，效果也很好，对于轻度亚健康疲劳患者有事半功倍的效果。

17 气功能治疗轻度亚健康疲劳症吗？

气功是中国独有的一种以调整呼吸、身体活动和意识为主要内容，以强身健体、防病治病、健身延年、开发潜能为目的的一种身心锻炼方法。气功在保健方面具有独特疗效，它以中医理论内容为核心指导，通过主动的运用意识活动的锻炼，改造、完美、提高人体的生命功能。

气功有硬气功和软气功的区别。硬气功多与中国武术相结合；而佛教之坐禅冥想，道家之养生功（及现代之柔软体操），皆属软气功。无论是硬气功还是软气功，长期坚持均可达到较好的保健强身疗效，尤其对老人、来经女士、患者等不可以做大运动量的人士特别适合。

18 物理治疗仪能治疗轻度亚健康疲劳症吗？

目前用于治疗亚健康疲劳症的物理治疗仪主要是激光治疗仪，但因为其临床少有报道，因此对其疗效、适应证、禁忌证尚不明确。

19 保健按摩对缓解亚健康疲劳症有帮助吗？

保健按摩是指医者运用按摩手法，在人体的适当部位及相应穴位进行操作，所产生的刺激信息通过反射方式对人体的神经、体液及调节功能施以影响，从而达到消除疲劳、疏通经络、行气活血、祛瘀止痛、理筋散结、调整脏腑功能、增强防病抗病能力等作用。保健按摩在缓解亚健康疲劳症的症状方面，有不可多得的作用。从现代医学角度来看，按摩主要是通过刺激末梢神经，促进血液、淋巴循环及组织间的代谢，以协调各组织、器官间的功能，使机体的新陈代谢水平有所提高，且按摩疗法副作用少、应用范围广泛。孕妇、经期妇女以及部分年老体弱、久病体虚者、急性传染病患者等人群不适宜进行按摩。

目前按摩机构大致分为两种：一种是医疗按摩，主要项目由正规医疗机构开展，属医疗性质，这类机构制度规范，操作严谨，并且按摩医生在拥有执业医师资格认证的同时，具备了相关医学专科规定的学历，并经考核后上岗。另一种就是由各种按摩院、宾馆、美容院等场所提供的保健按摩，属社会服务性质，这部分从业人员大多没有经过专门的职业培训，不排除无证上岗现象。为保障广大患者的利益，建议大家选择第一种正规医疗机构进行治疗。

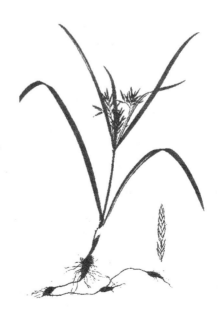

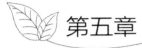

第五章

中重度亚健康疲劳症的
中药治疗

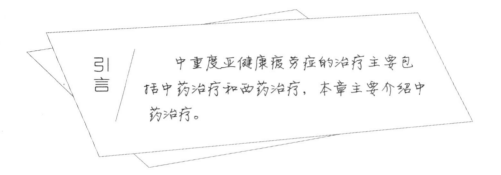

引言　　　中重度亚健康疲劳症的治疗主要包括中药治疗和西药治疗，本章主要介绍中药治疗。

✓ 中重度亚健康疲劳症患者可以选择哪些单味中药？

治疗亚健康疲劳症的单味中药多是一些具有滋补作用的药物，例如补气药、补血药、补阳药、滋阴药等。下面列举一些常用的中药。

【人参】

五加科人参属植物的根茎，具有大补元气、复脉固脱、补脾益肺、生津止渴、安神益智的作用，主要用于治疗劳伤虚损、食少、倦怠、大便泄泻、虚咳喘促、自汗、惊悸、消渴、妇女崩漏及久虚不复等一切气血津液不足之症。现代药理学研究证明人参对中枢神经系统具有双向调节作用，能够提高人体学习和记忆能力；能够抗疲劳，提高机体适应性，强心、扩血管、双向调节血压，抗缺氧，抗休克，保肝，降糖，抗肿瘤等。

常用剂量：6 ～ 15 克。

用法：入汤剂煎服，或另煎兑服，或泡酒，或入丸、散剂。

适宜人群：久病体虚人群。

注意事项：实证、热证以及阴虚火旺者禁服。反藜芦、畏五灵脂，应忌同用。

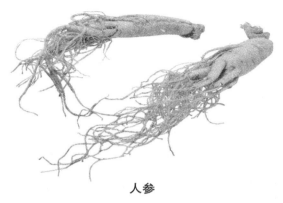

人参

黄芪

又名黄耆，是豆科草本植物蒙古黄芪、膜荚黄芪的根部。黄芪具有补气固表、利尿排毒、排脓、敛疮生肌的功效。用于治疗气虚乏力、食少便溏、中气下陷、久泻脱肛、表虚自汗、痈疽难溃、久溃不敛、血虚萎黄、内热消渴、便血崩漏等症。据

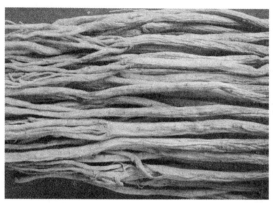

黄芪

《日华子本草》记载，黄芪具有"助气壮筋骨，长肉补血"的作用。现代药理学研究证实黄芪具有多种功能，如增强人体免疫力功能，增强红细胞比容及红细胞数目，保肝，增强精子活力，抗氧化、延缓衰老、抗疲劳等。同时，黄芪具有强心、降压、降血糖、抗溃疡、抗肿瘤、抗骨质疏松的作用。

常用剂量：15 ～ 30 克。

用法：泡水代茶饮或入汤剂煎服。

适宜人群：一般人群均可服用。

注意事项：有以下症状表现的患者，不宜服用黄芪：邪实正虚者，

食积停滞者，痈疽初起或溃后热毒尚盛者以及阴虚阳亢者。

山药

又称薯蓣，是薯蓣科植物薯蓣的干燥根茎。山药具有健脾补肺、益胃补肾、固肾益精的功效。《本草纲目》云：山药有"益肾气，健脾胃，止泻痢，化痰涎，润皮"五大功效。临床可用于治疗脾胃虚弱、倦怠无力、食欲不振、久泄久痢；肺气虚燥、痰喘咳嗽；肾气亏耗、消渴尿频、带下白浊等病症。现代药理学研究证实，山药可以防治人体脂质代谢异常，抗动脉硬化，同时具有维护胰岛素正常功能、增强人体免疫力、养颜等多种功能。

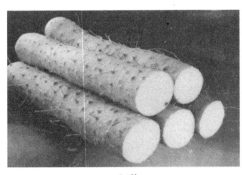

山药

常用剂量：15 ~ 30 克。

用法：蒸食、煮食或入汤剂后煎服。

适宜人群：一般人群皆可服用，特别是糖尿病患者、脾胃虚弱、长期腹胀腹泻人群以及慢性肾炎患者。

注意事项：大便干结者不宜过多食用山药。

红景天

红景天为景天科植物大花红景天的干燥根和根茎，具有益气活血、通脉平喘的作用，主要用于治疗气虚血瘀，胸痹心痛，中风偏瘫，倦怠气喘等病症。《本草纲目》中记载"红景天，本经上品，祛邪恶气，补诸不足"是"已知补益药中所罕见"。现代药理学研究证明红景天具有抗疲劳、抗缺氧、抗菌、镇痛、抗辐射、延缓衰老的作用，同时对内分泌系统具有双向调节作用。

常用剂量：3 ~ 10 克。

用法：红景天可以泡水喝，但有效成分溶出较煎煮后少，因此，最好入汤剂煎服。

适宜人群：一般人群均可服用。

注意事项：实证患者不宜服用本药。

阿胶

阿胶为马科动物驴的皮经煎煮浓缩制成的固体胶，具有补血、止血、滋阴润燥的功效，主要用于治疗血虚引起的萎黄、眩晕、心悸等以及出血症、阴虚证、燥症等。现代药理研究证明阿胶能够增强体质、强筋健骨、美肤养颜，其补血作用明显优于铁剂，对缺铁性贫血具有较好的临床疗效，并且具有抗休克的作用。

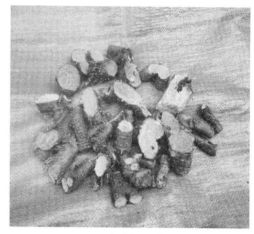

红景天

常用剂量：3～15克。

用法：烊化兑服。

适宜人群：气血亏虚者，尤适于血虚者。

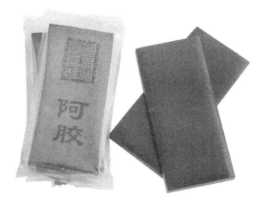

阿胶

注意事项：孕妇、高血压、糖尿病、儿童等人群需在医师指导下服用。体质壮实者不宜服用本品。

枸杞子

枸杞子为茄科植物宁夏枸杞的干燥成熟果实，具有滋补肝肾、益精明目的作用。临床上用于治疗虚劳精亏、眩晕耳鸣、腰膝酸痛、内热消渴、目昏不明等症。现代药理学研究证实，枸杞子具有增强非特异性免疫功能、抗疲劳、延缓衰老、保肝、降糖、补肾、抗肿瘤等作用。

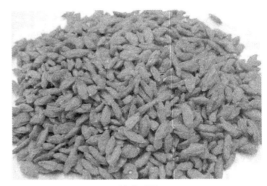
枸杞子

常用剂量：10 ～ 30 克。

用法：入汤剂煎服，或泡水代茶饮，或打成粉末直接冲服，或直接嚼服。

适宜人群：肝肾阴虚或阴虚火旺者。

注意事项：实证、热证患者不宜服用。

② 常用复方中成药可以治疗中重度亚健康疲劳症吗？

单味中药对亚健康疲劳症具有一定的缓解作用，但是，如果疲劳程度较重，单味中药就不能达到完全缓解疲劳的临床疗效，因此，中医中药辨证论治亚健康疲劳症的优势就体现了出来。根据患者的临床症状、体征，结合患者的舌脉，辨证分析患者属于哪种症候类型，再加以论治，是我国传统中医药治疗疾病的精华所在。需要指出的是，中医的辨证论治并不是人人都会用，当您想服用中药时，最好是去医院找专门的中医师为您遣方用药，以达到药到病除的目的。相反，如果盲目用药或者盲目听信江湖游医的话，将有可能对您的身体健康造成重大创伤。

一般来说，亚健康疲劳症发展到中重度，往往会有明显的表现。下面是亚健康疲劳症的常见中医证型、临床表现以及治疗常用中成药，仅供参考。

（1）肝气郁结（肝郁气滞）型

临床表现：神疲，乏力，乳房、胃脘或胁肋胀痛，情绪抑郁，急躁易怒，舌淡苔薄白，脉弦缓或细。

中医治则：疏肝理气。

常用中成药：逍遥丸、加味逍遥丸。

（2）湿（痰）热内蕴型

临床表现：神疲，乏力，胃脘痞满，口苦，口黏，口臭，大便溏泄，小便短赤，舌苔黄腻，脉濡数。

中医治则：清热利湿化痰。

常用中成药：四妙丸。

（3）瘀血内阻型

临床表现：神疲，乏力，面色黧黑，肌肤甲错，或有紫斑，痛有定处或刺痛拒按，舌质青紫或有瘀点，脉细涩。

中医治则：活血化瘀，养血活血。

常用中成药：血府逐瘀胶囊。

（4）脾肾阳虚型

临床表现：神疲，乏力，面色苍白，少气懒言，畏寒肢冷，大便溏泄，下肢浮肿，舌淡苔白，脉沉迟而细。

中医治则：温肾健脾。

常用中成药：附子理中丸、金匮肾气丸。

（5）肝肾阴虚型

临床表现：神疲，乏力，眩晕耳鸣，五心烦热，腰膝酸软，双目干涩，男性可表现为梦遗，女子可出现月经不调，舌红少苔，脉细弦数。

中医治则：滋补肝肾。

常用中成药：知柏地黄丸、六味地黄丸。

（6）阴虚火旺型

临床表现：神疲，乏力，五心烦热，骨蒸潮热，颧红，盗汗，口舌干燥，干咳痰少，形体消瘦，舌红少苔或花剥，脉细数。

中医治则：养阴清热。

常用中成药：大补阴丸、六味地黄丸、养阴清口服液。

（7）心脾两虚（劳伤心脾、气血亏虚）型

临床表现：神疲，乏力，心悸，健忘，失眠多梦，四肢倦怠，腹胀，食少纳呆，便溏，舌淡苔薄白，脉细无力。

中医治则：补脾养心，益气养血，调理脾胃。

常用中成药：人参归脾丸、生脉饮、玉屏风颗粒。

3 治疗中重度亚健康疲劳症有哪些有效的中成药？

关于中成药治疗亚健康的临床报道较少。目前有报道且临床疗效较好的中成药主要涉及以下几种。

清宫长春胶囊

能改善肝肾亏虚型亚健康患者临床症状，是治疗亚健康疲劳症的有效药物之一。

灵丹片

具有滋阴补肾、活血祛瘀的作用，是治疗亚健康疲劳症的有效药物之一。

百福生胶囊

对各种证型的亚健康疲劳症患者均有疗效，特别是对心脾两虚型、肝郁脾虚型患者效果尤为显著。

需要指出的是，在购买和服用这类药品之前，需要仔细阅读药物说明书，对所服用药品的适应证、服用剂量、服药时间、服药禁忌等都有详细了解之后，方可服用，以免造成不良后果。

针灸能治疗中重度亚健康疲劳症吗？

针灸疗法作为中医的特色疗法在中重度亚健康疲劳症的治疗中占有重要的地位。因为其不需服药，几乎无毒副作用，所以适用于各种亚健康人群。但患者就医应该注意，选择针灸治疗亚健康疲劳症，一定要去医院，找专科医师进行操作，以防止操作不慎引起的意外事件。

5 推拿、按摩、拔罐能治疗中重度亚健康疲劳症吗？

推拿按摩治疗亚健康状态亦需辨证取穴，目前发现的有效穴位有印堂、头维、风池、百会、关元、足三里、三阴交、神阙、涌泉等。通常采取的按摩手法主要有一指禅推法、揉、抹、按、捏、擦、滚、拿、搓、弹、拨等，按摩同时可配合针刺、走罐效果更好，临床有效率可达 94.74%。在改善某些亚健康症状方面，推拿方法较中药内服更具优势。

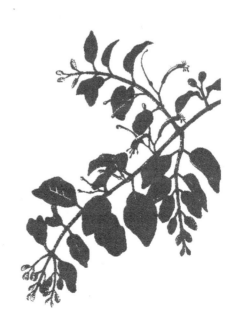

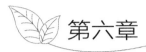

第六章
亚健康疲劳症相兼症状

引言

前面五章，您已经对亚健康疲劳症的相关概念、预防措施、就诊需知、调理方法以及治疗方法有了比较全面的了解。那么，亚健康疲劳症除了疲劳症状外，还有其他什么症状吗？本章将对亚健康疲劳症的常见伴随症状，如睡眠异常、情绪障碍、大便异常、记忆力减退等，进行详细介绍。相信大家在阅读过程中一定会有收获。

睡眠异常

晚上睡觉总是睡不踏实，有时想睡怎么都睡不着；有时好容易睡着了半夜又醒来，醒后就再也睡不着了；有时睡着后不停地做梦，梦里总是发生一些乱七八糟的事情，甚至噩梦，半夜还会被惊醒；有时早上四五点钟就醒了……这些都是病吗？是什么病？可以治好吗？阅读下面的内容，或许您可以找到答案。

 什么是睡眠异常？

（1）**睡眠异常的表现**　无法入睡或无法保持良好的睡眠状态，导致睡眠不足，笔者称为睡眠异常。其主要表现为入睡困难、睡眠深度或频度过短、早醒及睡眠时间不足或质量差等。

（2）**睡眠异常的常见类型**　睡眠异常主要包括两种类型，即失眠、多梦。其中失眠是一种经常不能获得正常睡眠为特征的临床情况，临床主要表现为睡眠时间短，睡眠深度不足，轻者入睡困难，或睡后易醒，醒后再难入睡，重者彻夜难眠，常常影响正常工作、学习和休息，中医称之为不寐。多梦即是指睡眠中经常出现做梦的现象，表现严重者甚至出现每次睡眠均会出现做梦，醒后疲乏异常等睡眠质量差的表现。

（3）**睡眠异常的诊断要点**　睡眠异常的诊断依据主要有以下几点：入睡困难或睡后易醒，醒后再难入睡，重者彻夜难眠，睡眠中经常做梦影响睡眠质量，持续时间3周以上。常伴有头晕、心悸、健忘、神疲、乏力、心神不宁等症状。发病前多有诱因，如饮食不节、情志失常、思虑、劳倦过度、病后体虚等。经各种实验室理化检查，排除可引起妨碍失眠的其他器质性疾病。

 引起睡眠异常的主要原因有哪些？

产生睡眠异常的原因很多，就中医病因总结起来主要有以下几种：饮食不节、情志失常、劳逸失调、病后体虚。总之，中医理论认为，不寐病因虽多，但其病理变化总属阳盛阴衰，阴阳失交，其病位主要在心，与肝、脾、肾密切相关。

得了睡眠异常应该如何治疗？

睡眠异常的治疗方法主要包括非药物治疗和药物治疗。非药物治疗是指通过改变生活习惯及物理方法等治疗失眠。药物治疗是通过药物来治疗睡眠异常。药物治疗主要分为西药治疗、中药治疗及其他药物治疗。

（1）西药治疗 西医主要依靠镇静安眠类药物（如安定、舒乐安定等）进行治疗。这类药物的优点是起效快，作用较稳定；缺点是维持时间较短，长期服用可能产生药物依赖性。部分患者服用此类药物会出现疲乏无力等副作用。

（2）中药治疗 中医治疗失眠有很多种方法，例如中药辨证论治、针灸推拿等，经临床检验，均取得较好的临床效果。

值得指出的是，对于一些有心理障碍的失眠患者，进行心理治疗也是一种必不可少的医疗手段。

情绪障碍

总是感觉累，休息不够，莫名地想发脾气，有时候对什么都提不起兴趣来，有时候又仿佛打了鸡血似的，有用不完的劲儿。这是病吗？

 什么是情绪障碍？

情绪障碍是一种非常复杂的心理现象，是指患者情绪与正常情况相比表现异常，具体为情绪的莫名低落、紧张，对生活缺乏兴趣等。日常生活中主要表现为焦虑状态和抑郁状态两种情况。

什么是焦虑状态？

（1）**焦虑的概念** 焦虑分为生理性焦虑和病理性焦虑两种。打个比方来讲，当一件事情让你很着急时，你会积极想办法去解决这件事情，以达到减轻焦虑的目的。这种情况下的焦虑情绪是一种保护性反应，称为生理性焦虑。而当情绪焦虑的程度和客观事件或处境明显不符，或者持续时间过长，就变成了病理性焦虑，称为焦虑症状，也就是我们所说的焦虑状态。如果焦虑状态持续存在，符合焦虑症的诊断标准，就可以诊断为焦虑症。

（2）**焦虑状态的表现** 焦虑状态主要表现为两种症状，即情绪症状和躯体症状。情绪症状主要是持续的紧张不安、提心吊胆、恐惧、害怕、忧虑等心理感受；躯体症状主要为自主神经功能亢进的一些表现，如心慌、气短、汗出、口干口渴、手足颤抖、面色潮红等。

什么是抑郁状态？

（1）**抑郁的概念** 抑郁是一种常见的情绪障碍，可由各种原因引起，以显著而持久的心境低落为主要临床特征，且心境低落与其处境不相称。当抑郁情绪的程度和客观事件或处境明显不符，或者持续时间过长，就变成了病理性抑郁，称为抑郁症状，也就是我们所说的抑郁状态。

（2）**抑郁状态的表现** 抑郁状态主要表现为三个维度活动的降低：情绪低落、思维迟缓、意志活动减退。有些患者会以躯体症状表现为主。具体可表现为显著而持久的抑郁悲观，与现实环境不相称。程度较轻的患者感到闷闷不乐，无愉快感，凡事缺乏兴趣，感到"心里有压抑感""高兴不起来"；程度重的可悲观绝望，有度日如年、生不如死之感，患者常诉说"活着没有意思""心里难受"等。患者的记忆力、注意力减退，学习或者工作能力下降或者犹豫不决，缺乏动力，什么也不想干，以往可以胜任的工作、生活现在感到无法应付；不仅自我评价降低，有时还会将所有的过错归咎于自己。很多患者没有节食时会伴有食欲下降或者亢进、体重减轻或者增加，几乎每天都有失眠或睡眠过多，还有一些患者会出现性欲减退。女性患者会出现月经的紊乱等。

大便异常

什么是大便异常？

通常每天大便 1 ～ 2 次都是正常的。大便不适感以及便质的变化都是不正常的，但是这种变化大都不能算作疾病，可能是某些疾病的前期表现，或者是一种亚健康的表现，这种异常在中医学上称为大便异常。如果是生来就有这种表现，那就是中医所说的体质所致了。

大便是怎样形成的？

食物在口腔内咀嚼和搅拌的时候，口腔内三大唾液腺分泌大量的唾液，唾液中含有唾液淀粉酶，此时机体开始对食物中的淀粉进行消化；胃内分泌多种消化酶，如胃淀粉酶、胃蛋白酶等，并将食物和消化酶充分混合，形成食糜送入十二指肠；小肠是最重要的消化器官，肝脏和胰腺分泌的消化液如胆汁和胰液通过胆总管排入小肠，与食糜混合，消化食物中的蛋白质和脂肪。大面积的小肠黏膜是主要的吸收场所。由于胆汁中所含有的胆红素在回肠末段或结肠经细菌的作用，被还原成为粪胆原，而粪胆原又会被细菌氧化为粪胆素。粪胆素是棕黄色的，所以正常的粪便的颜色一般呈现棕黄色。当食物的绝大部分营养成分在小肠内被吸收后进入大肠，经大肠内的细菌分解发酵，在大肠内合成人体必需的B族维生素、维生素K以及碘、钾等微量元素，同时还产生丙氨酸、缬氨酸、天冬氨酸和苏氨酸等人体必需的营养物质。这些营养物质经肠壁吸收。大肠主要吸收水分和一些无机盐，大肠每日吸收水分多达2500毫升。大肠的吸收功能主要位于右半结肠，其内容物多为液体、半液体和软块状。水分的逐渐减少，食物的残渣如未消化的纤维素，夹杂大量的细菌和代谢产物就形成大便，其中细菌约占大便固体体积总量的25%。随大肠的蠕动，大便被循结肠腔推动经直肠排出体外。大肠黏膜内的杯状细菌等分泌少量的黏液即大肠液，是推动大便的润滑剂。

 正常的大便主要成分有哪些？

食物经过消化后残渣进入大肠内，其中一部分水分和电解质等被大肠黏膜吸收，剩余不能消化的物质经过细菌的发酵和腐败作用后，就形成了粪便。

粪便中含有食物中不能消化的纤维素，消化道脱落的上皮细胞、黏膜碎片和大量的细菌，还有部分未被消化吸收的食物，如蔬菜和粗糙谷类食物。

粪便的组成比较稳定，即约含水分65%、固体成分35%。其中固体部分细菌最多，可达总量的1/3～1/2（当排出粪便时，大部分细菌已死亡），还包括2%～3%的含氮物质，10%～20%的无机盐，如钙、铁、镁盐，脂肪占10%～20%，还有少量的胆固醇、嘌呤基和维生素。

正常排出的粪便是圆柱形，长10～20厘米，直径2～4厘米，重量100～300克。

10 大便的颜色为什么会变来变去？

正常的大便是偏碱性的，其碱度高低与大便在结肠中停留时间的长短有关，停留的时间越长，碱度就越高。一般正常大便呈棕色，这是由于大便内含有粪胆色素和尿胆素。由于吃的食物不同，大便的颜色也会有所改变，如吃含蛋白丰富的食物例如肉、蛋、奶等，大便有臭味、稍硬、成块，色稍淡呈棕黄或浅黄色；吃碳水化合物丰富食物例如米、面等，大便呈棕绿色，恶臭味，软或半液体状，酸性；吃血制品例如鸭血、羊血等，大便的颜色多是黑色的。另外，某些药物也会影响大便的颜色，例如铁剂会使大便变黑。

11 什么是大便异常？

大便异常是医学上对大便便次、便质、大便颜色、大便感觉异常的统称。

正常人从大便次数来说，通常一天排便 1 ～ 2 次或者两三天排便 1 次都是正常的，有不同体质的人偶有四五天排便 1 次也是正常的。但是如果四五天不排便并且出现排便困难、大便干燥等症状，甚至超过 1 周，那么很可能就是便秘引起的。相反的每天排便超过 3 次，并伴有大便溏、大便不爽、里急后重、肛门坠胀等不适，考虑是腹泻。

从大便的颜色来看，正常情况下为黄褐色，一般为圆柱形，婴幼儿浅褐色和金黄色的大便也属正常。如果出现黑便或者黑血便并带有黏液，那么很可能是消化道出血；大便鲜红带糊状，可能患急性出血性坏死性小肠炎；大便暗红似果酱，并有较多的黏液，常患阿米巴痢疾；大便柏油样，又黑又亮，常是食道、胃、十二指肠溃疡病；大便灰白似陶土，表示胆汁进入肠道的通道已被阻塞，胆汁只好通过血液循环沉积于皮肤，可见皮肤发黄；大便红白像鼻涕，俗称"红白冻子"，这是急性细菌性病疾的特点。

亚健康疲劳症中常见的大便异常主要有什么表现？

亚健康疲劳症患者常见的大便改变包括大便便次、便质、大便颜色、大便感觉异常。但这种异常都是在正常值允许范围之内的，是生理功能的长期异常导致的。经过检查未发现异常，但总有大便的不适感，这种情况就是亚健康大便异常。

13 长期大便异常的原因有哪些？

亚健康大便异常是健康与疾病之间的一种中间状态。中医认为亚健康患者的大便异常和肝脾功能的失调密切相关。中医理论认为，脾属土，主运化，就是说食物的消化和吸收是由脾来完成的，一旦脾的功能失调就会导致食物消化吸收的异常，从而出现大便异常的表现。那么哪些原因可能导致脾的功能失调呢？在亚健康人群中主要有以下几点原因。

（1）**饮食不节**　现代人食物丰富，生活节奏过快，导致人们普遍存在食物摄入相对过多和不规律的饮食习惯，这些都可以导致脾的功能失调。脾主运化失调就会出现大便的异常。

（2）**情志失调**　肝主木，主疏泄，当人的情志异常就会导致肝的疏泄功能失调。肝属木，肝的功能失调导致肝木横克脾土，继而导致脾的功能失调，影响脾的消化吸收，导致大便的异常。

（3）**过劳伤脾**　目前的上班一族工作压力大，常常加班至深夜，这样长期的劳累导致脾气亏耗，从而导致脾的消化吸收功能异常，出现大便异常。

记忆力减退

14 **总是忘事，做事情丢三落四的，这是病吗？**

容易忘事，医学上称为健忘，这是大脑功能下降的主要表现之一，很多亚健康患者有这种表现，笔者称之为记忆力减退。记忆力减退是一种亚健康状态，不是疾病，只有当其不断发展影响了正常的工作生活，才称为疾病——痴呆前期。

15 **为何会出现记忆力减退？**

记忆力减退的发生与持续的外部影响密切相关，持续的压力和紧张会使脑细胞产生疲劳，使记忆力减退。过度吸烟、饮酒、缺乏维生素等可以引起暂时性记忆力恶化。另外，心理因素对记忆力减退的形成也有不容忽视的影响，到医院就诊的患者有很多存在抑郁状态。一旦人陷入抑郁状态，就会对社会上的人和事情漠不关心，于是大脑的活动力低下，从而诱发记忆力减退。

从中医角度来看，记忆力减退是气不能均匀释放所致，即所谓上气不足。由于到脑部的气不足，脑的血液量减少，导致记忆力减退。

16 **记忆力减退在生活上应该注意些什么？**

记忆力下降的患者在生活中要注意以下几点。

（1）**养成良好的生活习惯** 大脑中存在着管理时间的神经中枢，即所谓的生物钟。工作、学习、活动、娱乐以及饮食要有一定的规律，以避免造成生物钟的紊乱、失调。尤其要保证睡眠的质量和时间，睡眠使脑细胞处于抑制状态，消耗的能量得到补充。

（2）**保持良好的情绪** 良好的情绪有利于神经系统与各器官、各系统的协调统一，使机体的生理代谢处于最佳状态，从而反馈性地增强大脑细胞的活力，对提高记忆力颇有裨益。

（3）**勤于用脑** "用进废退"是生物界发展的一条普遍规律，大脑亦是如此。勤奋的工作和学习往往可以使人的记忆力保持良好的状态。对新事物要保持浓厚的兴趣，敢于挑战。中老年人经常看新闻、电视、电影，听音乐，特别是下象棋、围棋，可以使大脑精力集中，脑细胞会处于活跃状态，从而减缓衰老。此外，适当地有意识记一些东西，如喜欢的歌词、记日记等，对记忆力也很有帮助。

（4）**摸索一些适合自己的记忆方法** 对一定要记住的事情写在笔记本上或写在便条上、外出购物或出差时列一个单子、将必须处理的事情写在日历上等，都是一些可取的记忆方法。另外，联想、归类也是良好的记忆习惯。

（5）**经常参加体育锻炼** 体育运动能调节和改善大脑的兴奋与抑制过程，促进脑细胞代谢，使大脑功能得以充分发挥，延缓大脑老化。

（6）**保持健康的饮食** 患者在饮食中应该注意食用新鲜蔬菜、水果及以下食物：玉米、糙大米、全小麦、黄豆、绿豆、蒜头、蘑菇、酵母、奶、动物肝脏、沙丁鱼、金枪鱼、瘦肉类等。每天可以服用一定量的银杏叶提取物及维生素 E。

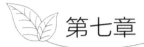

第七章

亚健康疲劳症患者抗病小札

引言　　　　得了亚健康疲劳症其实并不可怕，在世界的其他角落，也有着和你一样共同遭遇的人们，他们经过不懈的努力，已经取得与亚健康疲劳症抗争的胜利。想了解他们的故事吗？想跟他们交流抗病过程的心得体会吗？本章以3位病友为例，为读者呈现病友患病抗病的经历和心得。

病例 1　为什么我总是睡不醒？

很多前往医院就诊的患者，他们的主要困扰是：晚上睡不着觉、早上很早就醒来，好不容易睡着了，却做了一晚上的梦，要不就是睡眠太轻、有个风吹草动就醒了。还有一些人情况正好相反，他们总也睡不醒，一天 24 个小时恨不得 12 个小时都在睡觉，却还感觉没睡醒，醒来以后仍然很疲乏，甚至严重影响了学习、工作和生活。

如果把人体比作电池，睡眠就像充电过程一样，经过一晚上的睡眠，身体就充满了电，可以精神抖擞地开始新一天的生活。但是对于一些患者来说，这个充电的过程总也完成不了，他们的"电池"总也不能满格。

总是"电量不足"的小吴，是个 27 岁的小伙子，既往身体情况良好，近日却感觉总是睡不醒，自己觉得睡眠质量还不错，睡眠时间也很长，但醒来后仍然觉得疲劳困倦，好像和没睡过一样。周末 48 小时的时间，基本有 36 小时小吴都在睡觉，但长时间的睡眠却没能使他恢复活力，仍然像睡前一样乏力。慢慢地，小吴觉得做什么事情都没有力气，甚至懒得说话；对什么事情都提不起兴致，包括自己平时的爱好。不仅如此，周围的人觉得小吴的脾气越变越大，稍有不顺心就大发脾气，很难与他共事。这样的情况已经严重影响了小吴的工作及生活。在家人和同事眼中，小吴由一个干劲十足、生活积极的年轻人，变得懒惰且脾气急躁了。

突然有一天，小吴从这种情况中惊醒：我才 27 岁，平时身体什么问题都没有，现在的我究竟是怎么了？是不是得了什么病？于是小吴来到了一家大型医院做了详细的体检，但是令他诧异的是，他的化验指标都很正常，从体检报告得出的结论是：他很健康。这更增加了小吴的疑惑：我真的健康吗？为什么我总是睡不醒？小吴否定了这一结论，因为他真切地感觉出发生在自己身上的改变。

带着这样的困惑，小吴来到了中国中医研究院西苑医院就诊。在听过小吴的叙述、结合他的体检报告以及询问了一些情况后，笔者将小吴的情况归为亚健康状态。追问了小吴的既往情况，原来他长期工作辛苦，每天不到 7 点就出门，晚上 10 点多才回到家，周末也大多在加班，已经很长时间没有自己的业余生活了。而且工作过程中压力较大，每天精神都高度紧张，即使在休息的时候也没能放松，脑子里思考的也都是关于工作的事情。这样的状态持续了几年，把小吴从一个勤劳上进的青年变成了现在这个样子。从中医方面分析，小吴长期处于较强的压力之下，且压力没有释放的途径，情志不畅、气机受阻导致肝气郁结，所以容易急躁、爱发火。中医认为肝脾的关系较为密切，肝气郁结影响了脾的运化，而脾胃为气血生化之源。气血生化不足，就会疲劳、周身乏力、困倦。

根据小吴的情况及症状，结合他的舌苔、脉象，笔者为其开具了一副疏肝理气、健脾补气的方药。在服药两周后，小吴觉得自己的脾气较前有所改善，精力也有所好转，这让小吴对治疗有了信心，但是每天服用苦涩的中药让他觉得十分苦恼。在第三周的就诊过程中，笔者进一步调整了治疗方案，为其开具了一副更大的方子，小吴不禁暗暗发愁。但是当尝试新的中药后，小吴却感到意外的惊喜。这次的药膏较前有很大区别，药量不大、携带方便且味道不苦涩，对于像他这样忙碌的上班族非常方便，每次只要剪开一个像感冒冲剂一样的小包装，把里面的固体膏药用少许热水融化或直接服用即可，且味道同苦涩的传统中药不同。经过询问，原来这是一种新型的制剂——膏滋方，具有浓度高、作用持久、服用方便的优点。在坚持服用了两个多月的膏滋方后，小吴的状态较前有了明显改善，以前是个"蓄不满电"的"瞌睡虫"，现在每周末都会去锻炼身体，同朋友、同事进行户外活动，并且多了更多的时间陪伴家人。

您是否有像小吴一样的情况？是否也觉得自己总是蓄不满电？是否各项体检均正常，却总觉得自己疲乏无力、身体有问题？

在临床中，像小吴这样的患者不在少数，他们中的很多人正值黄金年龄、体检没有异常，却总觉得自己疲乏——这正是亚健康状态。除了进行中医调治外，笔者建议大家在工作之余一定要注意休息，做到劳逸结合，让自己的压力有合理的释放途径。

病例2 越补越虚的刘女士

在互联网日益便捷的今天，很多人习惯在网上搜索信息，其中一些人也习惯了在网上寻医问药。今天感觉胃痛了，就在网上搜搜相关疾病，然后根据其他症状将自己对号入座，再根据自己的推测服用相关药物。有些人的症状可能有所好转，有些人的症状没有什么变化，但是还有很多人的症状不仅没有改善，反而会加重。很多前来医院就诊的患者，一开始看病就会告诉大夫"我是肾虚，你给我开点补肾的药"，再详细一问，该患者是通过网络搜索之后自己诊断的肾虚；有些患者误以为自己患了哪种病，自己吃了很多药，反而加重了症状；还有些患者本来没有病，但是为了预防疾病，得着补药、山珍海味、保健品等就一味猛吃，没病反而吃出了问题。下面我们来分享这样一个例子。

　　刘女士是一名教师，今年40岁，平素身体健康，对于自己的工作很是热爱。平时讲起课来声情并茂，对待学生也很有耐心，是学生们喜欢的好老师。可是一年前，她逐渐感觉自己的"气"不如以前足了，上课的时候说话说得多了就得深呼吸，眼睛发干、看东西模糊，总觉得心里很烦，时不时地冲学生发脾气。刚开始刘女士对这个情况没有重视，后来情况越来越严重：给学生上课的时候总觉得没有力气，休息以后也没有什么改善；上班时对很多事情都不满，但是又不能表达出来，回家遇见小事情就"爆发"了；平时吃饭胃口不好，睡觉也不如以前了，总是做梦。和同事、家里人聊天的时候，说起近日的情况，刘女士开玩笑说自己是年纪大了、到了更年期，朋友们说可能是太累了、身体虚造成的，建议她吃点"补"药。刘女士就找出家中的红参开始泡水喝。服用了一段时间后，刘女士觉得自己的情况没有什么改善，以为是自己服用的红参太少所以没有效果，就加大红参的用量。这样吃了一段时间后，刘女士觉得自己的情况越来越糟糕了，不仅气短、脾气差的毛病没有治好，反而增加了许多新的症状：总是觉得口干，每天要喝两暖壶的水；上课的时候注意力不能集中、精力不充沛，记忆力也不如以前了；周末总是赖在床上，其他事情都懒得去做，睡醒了还是觉得浑身没力气；腰酸背痛，吃饭没胃口，睡觉不踏实，脸色也比以前黄了。这些情况严重影响了刘女士的工作和生活，在单位里刘女士每天都无精打采，上课效果大不如以前；回到家里脾气倒是很大，每天都冲家里人发脾气，影响了家庭的和睦。刘女士自己也觉得很痛苦，吃饭不香，睡觉不踏实，身上没力气，还控制不了自己的脾气。

"我体检没问题啊，就是身体虚了点，但是吃了这么多补药以后，怎么不仅没好转还多了这么些毛病？我到了更年期了吗？还是我的身体出了什么问题？"焦急的刘女士带着这样的疑问来到了中国中医研究院西苑医院。听了刘女士的叙述以后，笔者又询问了一些相关情况，结合她的舌苔、脉象，为其开具了泻肝火的中药，服用一周后，刘女士觉得口干、两目干涩、心烦的症状明显减轻了。根据她症状的改变，笔者又为其开具了滋肝阴健脾胃的中药。服用以后，刘女士觉得脾气明显好转，不再像以前那样，看什么都觉得不痛快了，胃口也逐渐好转，也不再像以前那么累了。此后，刘女士又坚持服用了一个月的中药进行调理，那个爱岗敬业、和蔼可亲的刘老师又回来了。

原来刘女士因为之前单位里评优的事情，心情不好，郁郁寡欢了一段时间。中医认为情志不畅，会导致肝气郁结、气郁化火、虚火内灼、损伤肝阴，出现了两目干涩、眼花，脾气急躁；而之后刘女士又过量服用红参，红参属于热性的药物，本来肝郁已经化火，遇见了红参的"火"，两个"火"叠加起来，使得情况更加严重。中医认为肝为脾之母，肝脾的关系较为密切，肝气郁结影响了脾的运化，而脾胃为人体的后天之本，主宰着气血生化、水谷的运化，气血生化不足则人会疲倦，水谷、水液运化功能减退，出现吃饭不香、浮肿、困重等症状。

像刘女士这样因"自救"出现问题的患者不在少数，笔者建议大家，不要擅自给自己做出诊断，不要擅自服用药物，也不要盲目服用补品。

病例3 瞌睡虫超超

超超是一名高二的学生，正处在紧张的学习生活中。超超的学习成绩之前一直不错，高一的时候成绩一般处于班级的中上水平，但是升入高二以后，超超的成绩逐渐下滑，家里很是着急。为了追赶上大家的成绩，超超的妈妈为超超请了两个家教，分别辅导数学和英语。一个星期学校上五天半的课，超超的课外辅导占了一天，剩下的时间都在努力地写堆积如山的作业，超超渐渐力不从心起来，觉得自己每日都很困倦，上课就想睡觉，眼皮上仿佛吊着一个铅球，怎么都睁不开，这严重影响了课堂上的听课效率，回家以后还要花很多时间补上课的内容。高二的作业量较大，完成作业要占据超超很多课余时间，有时候光写作业就要到十一点多。回家学习、写作业的过程中，超超的注意力也不能集中，常常坐在那里却只是盯着书本愣神，注意力怎么都集中不起来，知识都不往脑子里进，只是在眼前飘。超超每天大约十二点睡觉，早上六点半起床，和别的同学相比，超超睡觉的时间和大家差不多，但是整体的精神状态却大不相同。别的同学上课不会一直打瞌睡，而且课间还能出去活动一下，感觉精力很充沛。而超超不仅早晨起不来，上课还总是打瞌睡，时间长了，老师发现了超超上课的状态，向超超的家长反映了情况。

超超的妈妈听了老师的反馈以后，觉得孩子学习太累了，每天用脑过度，营养消耗的太厉害，需要进补一下，于是每天都给超超做大鱼大肉，还给超超准备了补品，就怕孩子身体不好，影响了高考成绩。刚开始超超很是兴奋，因为每天都像过节一样有很多好吃的，只要自己想吃什么妈妈就会给买什么，而且完全不限制他的饮食。但是慢慢地，吃饭对超超来说变成了负担，到了饭点也不饿，饭菜端上来也没有胃口，吃饭也不像以前那么香了。而且进补了一段时间以后，超超自己觉得不仅症状没有改善，反而更加厉害了，以前只是想睡觉，现在是浑身没有力气，懒懒的什么都不想干，体育课、上操、课间休息的时候，超超都非常不愿意离开自己的座位，觉得只有坐着、趴着才舒服，恨不得能躺着。回家以后也要先睡一个小时，然后学习，要不然就直接趴在书桌上睡着了。早晨要叫好久才能把超超叫起来，而且睡了一个晚上起床以后还是觉得很累，好像和没有睡过觉一样。终于超超的妈妈意识到，孩子的身体是不是出了什么问题？于是带着超超去医院进行了一系列常规体检，但是没有发现任何问题。超超是一个 17 岁的男孩，以前没有得过什么大病，体检报告显示他健康得不能再健康了，什么异常的信号都没有，那究竟出了什么事情？带着这样的疑问，超超的妈妈在网上搜索了相关的医院，便带着超超来到了中国中医研究院西苑医院就诊。

在听了超超妈妈的叙述后，笔者问了超超的症状，结合他的舌苔、脉象，为其制订了治疗方案。服用一周后，超超先是吃饭有了食欲；复诊后，笔者又调整了治疗方向，服用后超超困倦、乏力的症状得到了明显改善。一个月后，超超不再像以前那么困了，逐渐摆脱了小瞌睡虫的外号。此后又根据笔者的建议，增强了户外锻炼，做到劳逸结合。现在超超一扫萎靡不振的精神面貌，变得精力充沛、喜欢活动了，有了精力以后，学习成绩慢慢又恢复了以前的水平。

分析一下超超的情况：超超本是个学习成绩不错的孩子，随着高三的临近，家长、学校不断强调这两年学习的重要性，超超的压力一下增大了，这个时候超超的成绩又出现了下滑，使得超超在思想上背上了大包袱。家长们总说要是学习不好以后就没有好学校、好专业，也就找不到好工作了，这都在无形中给超超带来了巨大的压力，导致肝郁，肝郁则脾气不舒。脾主运化，主宰着人一身的气血生化、水谷运化，超超本已脾受伐，又过食肥甘厚腻化生湿邪，阻滞气机，影响了营养的输布，故乏力、困倦。笔者根据超超的情况，疏肝解郁，健脾化湿，一点点解除了超超的困扰。

现在的生活竞争压力很大，不仅仅是大人面临着这一切，孩子也在承受着巨大的压力，有来自父母的、老师的，还有自己施加的。但是和大人相比，孩子因为缺乏社会经验，承受压力的能力较大人弱，一些在大人看来很平淡的事情可能会对孩子产生较大影响。如果压力没有得到很好的释放，日积月累就会影响孩子的心理健康，甚至影响身体健康。因此，家长在关心孩子的衣食住行的同时，更重要的是要关注孩子内心的成长。同时不要让孩子只读书，要劳逸结合，读书和运动相结合，运动不仅可以锻炼一个人的身体，户外的环境还能使他们拥有广阔的胸襟，并且在竞技游戏的过程中学会坦然面对成功和失败。

参考文献

［1］刘世杰. 中国医学百科全书. 劳动卫生与职业病学［M］. 上海：上海科学技术出版社，1988.

［2］涂通今. 现代医学百科辞典［M］. 北京：万国学术出版社，1992.

［3］孙建华，黎珍. 关于疲劳类型的分析研究［J］. 广西民族学院学报（自然科学版），1998，4（1）：72-74.

［4］陈纪藩. 金匮要略［M］. 北京：人民卫生出版社，2000：181.

［5］赵佶. 圣济总录［M］. 北京：人民卫生出版社，1962：1493.

［6］危亦林. 世医得效方［M］. 上海：上海科学技术出版社，1964：137.

［7］雷大震，江诚，程曦. 医家四要［M］. 上海：上海卫生出版社，1962：128.

［8］李杲. 脾胃论［M］. 上海：上海科学技术出版社，1964：135.

［9］中华中医药学会. 亚健康中医临床指南［M］. 北京：中国中医药出版社，2006：1.

［10］孙涛，王天芳，武留信，等. 亚健康学［M］. 中国中医药出版社，2007，6：14-15.

［11］刘保延，何丽云，谢雁鸣，等. 亚健康状态中医基本证候特征调查［J］. 中国中医基础医学杂志，2004，10（9）：121：

［12］赵瑞芹，宋振峰. 亚健康问题的研究进展［J］. 国外医学. 社会医学分册，2002，19（1）：10-13.

［13］杜贵友. 中国药学会老年病学亚健康研究会成立会议纪要［J］. 中国中医药杂志，2001，26（10）：666.

［14］陈国元，刘卫东，杨磊，等. 教师"亚健康"现状及预防对策的研究［J］. 职业卫生与病伤，2000，15（2）：101-102.

［15］李学英. 泰安市城区中小学教师亚健康状况调查［J］. 中国校医，2003，17（4）：242.

[16] 靳丽. 亚健康目前研究的进展 [J]. 实用医技杂志，2003，10（4）：416.

[17] 范存欣，王声勇，马绍斌. 广东省高校教师心理亚健康影响因素分析 [J]. 疾病控制杂志，2004，8（6）：552.

[18] 范存欣，王声勇，马绍斌. 高校教师心理亚健康及影响因素的回归分析 [J]. 现代预防医学，2004，31（3）：320.

[19] 李莹，黄志军，林玲，等. 长沙市教师亚健康状态与危险因素调查 [J]. 中国组织工程研究与临床康复预防医学，2007，11（39）：7770-7772.

[20] 张占杰，梁晓坤. 三家三级甲等医院 ICU 护士亚健康状态的调查 [J]. 现代护理，2004，10（5）：406-407.

[21] 吕兆彩，张弘，时学峰，等. 5 所武警医院护士亚健康状况调查分析及对策 [J]. 武警医学，2002，13（11）：693-694.

[22] 吕兆彩，张弘，时学峰，等. 武警部队医院护士群体亚健康状况调查分析 [J]，中国行为医学科学，2002，11（3）：334-335.

[23] 柳太祥，周保仁，王穆兰，等. 中学生亚健康状态原因分析 [J]. 中国校医，2004，18（1）：63-64.

[24] 武亚军，谢为民，王爱婷，等. 濮阳市中学生亚健康状态现状评估及其干预 [J]. 中国健康教育，2002，18（5）：306-308.

[25] 杨建平，廖兵荣. 宜春市区中学生亚健康状况的调查分析 [J]. 实用预防医学，2007，14（6）：1705-1706.

[26] 李军. 大学生亚健康状态的相关因素分析及转化干预对策 [J]. 闽江学院学报，2004，25（2）：117-121.

[27] 王成申，周红斌，等. 郑州市大学生亚健康现状及相关因素分析 [J]. 南方医科大学学报，2006，26（1）：121-123.

[28] 张妙玲. 河南省 5 所院校学生的亚健康状况 [J]. 中国组织工程研究与临床康复，2007，11（39）：7767-7769.

[29] 乐虹，吴均林，王春荣. 大学新生亚健康现状及预防对策研究 [J]. 医学与社会，2004，17（3）：13.

[30] 张新定，苏春宇，王龙. 海南省大学生亚健康现状调查及其干预 [J]. 卫生职业教育，2007，25（24）：128-129.

[31] 李勇杰，苟定邦，严欣. 我国七所重点高校学生亚健康现状调查与对策研究 [J]. 第四军医大学学报，2008，29（4）：334-337.

[32] 李燕华，王玲，朱国军，等. 新兵亚健康状态的调查分析 [J]. 解放军预防医学杂志，2000，18（3）：192-193.

[33] 张素炎，常群英，王志强，等. 军人亚健康状态的调查及分析 [J]. 华北国防医药，2002，14（6）：406-407.

［34］吴洪林，于广议. 136名飞行人员第三状态的调查分析［J］. 中国疗养医学，1996，5（2）：46-48.

［35］沈澄，杜筱丽，崔常英. 空勤疗养员"第三状态"分析探讨［J］. 中国疗养医学，2002，2（4）：46-48.

［36］林广平. 机关干部亚健康状态的流行病学研究［J］. 广东药学院学报，2003，19（2）：176-178.

［37］温海辉，黄飞雁，陈思东，等. 深圳市龙岗区坪地外来工亚健康状态的研究［J］. 广东药学院学报，2003，19（4）：379-380.

［38］刘建华. 图书馆工作人员亚健康的思考［J］. 山东图书馆季刊，2003，（4）：78-80.

［39］严仲连，陈时见. 中大班幼儿亚健康状况的调查报告［J］. 健康心理学杂志，2003，11（6）：454-457.

［40］张福吕. 试论亚健康状态与微循环障碍的关系［J］. 周围血液流变学杂志，1998，8（2）：45-47.

［41］连晓媛. 应激与生殖内分泌功能障碍［J］. 中国药理学通报，2001，17（1）：5-8.

［42］山东中医学院，河北医学院. 黄帝内经·素问校释［M］. 北京：人民卫生出版社，1982.

［43］河北医学院. 灵枢经校释下册［M］. 北京：人民卫生出版社，1982.

［44］余力，陈赞育. 本草备要［M］. 北京：中国中医药出版社，1998.

［45］张继禹. 中华道藏［M］. 北京：华夏出版社，2004.

［46］Komaroff AL，Buchwald DS. Chronic fatigue syndrome：an update［J］. Annu Rev Med，1998，49：1-13.

［47］尚德阳. 论亚健康状态与情志因素的关系［J］. 辽宁中医药大学学报，2007，9（5）：138.

［48］王刚，张彤. 亚健康状态的饮食营养防治［J］. 中华保健医学杂志，2002，12（3）：239.

［49］武维屏，边永君. 亚健康状态的中医治疗［J］. 中医杂志，2000，41（4）：251-153.

［50］王卫东，安丽平，陈雅民. 清宫长春胶囊治疗亚健康状态肝肾亏虚型96例临床观察［J］. 中国医药导报，2007，4（25）：55-56.

［51］杨兴顺. 灵丹片治疗亚健康状态200例［J］. 中国中医药科技，2008，15（1）：62.

［52］原国才. 百福生胶囊治疗亚健康状态的临床研究［J］. 深圳中西医结合杂志，2003，13（5）：20-21.

[53] 江大雷.针灸治疗运动性疲劳的现状与思考［J］.中国实用医药，2009，24（5）：57-58.

[54] 昌凤英，刘笑丽.针灸配合耳穴治疗亚健康状态临床观察［J］.光明中医，2009，24（5）：901-902.

[55] 黄质城.用智能电针加经络氧调治亚健康状态32例［J］.中国针灸，2002，22（11）：764.

[56] 赵利珏，杨红，齐志勤.针刺治疗亚健康［J］.针灸临床杂志，2003，19（7）：16-17.

[57] 王毅.按摩手法在亚健康中的应用［J］.按摩与导引，2005，21（5）：43-44.

[58] 何晓，李卫东."亚健康状态"的手法调治［J］.黑龙江中医药杂志，2002，25（2）：61.

[59] 黄铁银，梁铁，李振华.三位九法治疗亚健康状态120例分析［J］.中医药学刊，2004，22（7）：1318-1319.

[60] 王鹰雷，王君，张燕.中医按摩治疗改善亚健康状态［J］.中日友好医院学报，2003，17（5）：313.

[61] 张晓霞，王莺，卢金丽.音乐治疗对亚健康患者的影响［J］.中国实用医药，2009，14（6）：218.

[62] 张理义，严进，刘超.临床心理学［M］.第3版.北京：人民军医出版社，2012.

[63] 陈文彬，潘祥林.诊断学［M］.第7版.北京：人民卫生出版社，2008.

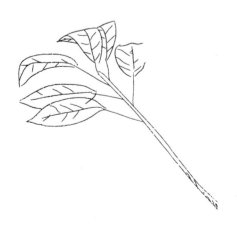